Malattia coronarica

Fisiopatologia e diagnostica non invasiva con TC

Paolo Pavone • Massimo Fioranelli

Malattia coronarica

Fisiopatologia e diagnostica non invasiva con TC

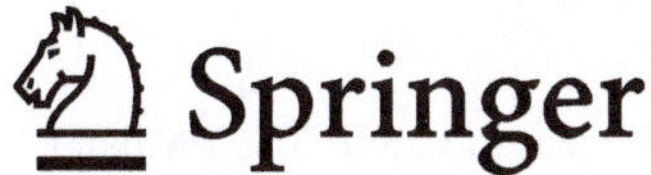

Paolo Pavone
Direttore
Servizio di Radiologia
Casa di Cura "Mater Dei"
Roma

Massimo Fioranelli
Direttore
Servizio di Cardiologia
Casa di Cura "Mater Dei"
Roma

ISBN 978-88-470-0849-6 e-ISBN 978-88-470-0850-2

Springer fa parte di Springer Science+Business Media
springer.com

Impaginazione: C & G di Cerri e Galassi, Cremona
Stampa: Arti Grafiche Nidasio, Assago (Milano)

Stampato in Italia
Springer-Verlag Italia S.r.l., Via Decembrio 28, I-20137 Milano

Presentazione

Ritengo che Paolo Pavone e Massimo Fioranelli abbiano richiesto la mia presentazione a questo volume per i legami di amicizia oltre che per il mio attuale ruolo istituzionale di presidente della Società Italiana di Cardiologia. Soprattutto al professor Pavone, infatti, mi lega l'amicizia nata durante l'esperienza che risale alla fine degli anni '80, periodo in cui, fianco a fianco, cominciavamo a lavorare all'applicazione della risonanza magnetica in cardiologia.

La stretta collaborazione tra cardiologo e radiologo è alla base anche dell'impostazione di questo manuale, in cui il radiologo ha un ruolo preminente nell'impostazione tecnologica e nell'identificazione dei parametri di radioprotezione con refertazione coadiuvata dal cardiologo per un preciso inquadramento fisiopatologico e clinico. Il testo ha il pregio di sottolineare l'importanza del rilevamento del danno d'organo coronarico e delle potenzialità della TC in questo senso, proprio in una visione moderna della stratificazione del rischio cardiovascolare che, accanto ai classici fattori di rischio (fumo, ipertensione, diabete, etc.), deve prendere in considerazione l'identificazione precoce del danno d'organo a tutti i livelli (cardiaco e coronarico, cerebrale, renale).

A questo punto intervengo come presidente della Società Italiana di Cardiologia, prospettando la futura pubblicazione di linee guida nell'applicazione dell'imaging coronarico con TC. In questa prospettiva ben si inserisce questo manuale, equilibrato nella sua struttura e senza trionfalismi, che, dedicando ampio spazio all'accurata descrizione delle nuove apparecchiature e agli ambiti applicativi, rappresenta senz'altro un immediato e utile strumento fruibile non solo dallo specialista cardiologo e radiologo, ma anche dal medico di medicina generale, per inquadrare correttamente le nuove tecnologie, che devono costituire un valido supporto al ragionamento e alla saggezza clinico-diagnostica, senza mai sostituirsi ad essi.

Roma, aprile 2008

Prof. Francesco Fedele
Direttore del Dipartimento di
Scienze Cardiovascolari, Respiratorie e Morfologiche
Università degli Studi "La Sapienza", Roma
Presidente della Società Italiana di Cardiologia (SIC)

Presentazione

Il 19 aprile del 1972 gli inglesi Godfrey Newbold Hounsfield, ingegnere elettromeccanico, e James Ambrose, radiologo, presentavano a Londra, in occasione del XXXII congresso annuale del *British Institute of Radiology*, una comunicazione dal titolo "*Computerized transverse axial tomography*", dando così inizio ad una nuova era della radiologia: quella della TAC e, successivamente, delle altre applicazioni delle scienze informatiche alla diagnostica medica.

Quando nel corso dei successivi anni '70 la tomografia computerizzata (TC) conobbe progressivamente sempre più larga diffusione nella pratica diagnostica, estendendo le proprie applicazioni oltre che al cranio anche ai restanti distretti dell'organismo, ci si rese rapidamente conto che quella tecnica rappresentava indubbiamente, nel flusso ininterrotto dei progressi della radiodiagnostica, la maggiore discontinuità migliorativa in grado di consentire al radiologo di superare la fino ad allora impenetrabile "barriera del grigio" e, quindi, di penetrare efficacemente con lo sguardo all'interno degli organi parenchimatosi e coglierne le eventuali patologie in grado di alterarne la morfologia o la densità.

Altrettanto rapidamente però, noi specialisti radiologi constatammo con disappunto che, nonostante i quasi immediati progressi realizzati con l'avvento dei tomografi di III e IV generazione, la TC offriva ben scarse opportunità nel campo della diagnostica delle più comuni, ma non per questo meno importanti, patologie di ambito cardiologico. Per il cardiologo quindi, la grande invenzione di Hounsfield e Cormack non aveva cambiato nulla, o quasi.

Per la verità, nei primi anni '80, nel tentativo di utilizzare la tecnica TC anche per lo studio delle coronaropatie, era stata messa a punto la tomografia computerizzata a fascio di elettroni (EBCT). Ma questa tecnica, che veniva utilizzata principalmente per la valutazione non invasiva del calcio coronarico, trovò scarsa applicazione in tutte le altre importanti applicazioni cardiologiche, incluso lo studio delle stenosi. Ricordo che in una visita, che effettuai insieme a Paolo Pavone e Marco Castrucci nell'ormai lontano 1986, presso l'University of California – S. Francisco Hospitals, vedemmo all'opera la macchina, disponibile allora solo presso pochi centri e che, principalmente a causa dei costi e delle limitate applicazioni, non conobbe mai, neanche in seguito, larga diffusione.

Neanche il significativo progresso rappresentato negli anni '90 dalla tecnologia *slip ring*, che consentiva l'eliminazione dei cavi e quindi la realizzazione della tomografia volumetrica, costituì un decisivo superamento delle difficoltà connesse all'imaging TC di un organo caratterizzato da complessa e rapidissima cinetica.

La situazione è invece radicalmente cambiata con la più recente evoluzione tecnologica nel campo dei rivelatori dei raggi X: i tomografi multidetettore (MDCT), offrendo una risoluzione spaziale sub-millimetrica e una risoluzione temporale di poche decine di millisecondi con sincronizzazione al ciclo cardiaco, consentono un'accurata ricostruzione dell'albero coronarico che, nei tomografi da 16 e 64 (e oltre) file di detettori, grazie all'acquisizione di *voxel* realmente isotropici, assume caratteristiche tridimensionali. In virtù di questo innegabile salto di qualità, la cardio-TC ha guadagnato sempre più ampi spazi e interesse tra i radiologi ed i cardiologi che, oggi, la includono tra gli strumenti diagnostici più utili per la loro attività assistenziale.

Certamente, da medici attenti alla potenziale nocività dell'esposizione ai raggi X, non sottovalutiamo la necessità delle dovute precauzioni da mettere in atto nell'intento di ridurre al più basso livello possibile i rischi connessi con gli effetti stocastici delle radiazioni ionizzanti. In quest'ottica, insieme alle aziende costruttrici, che con la tecnica della modulazione di dose hanno consentito una riduzione della stessa di circa il 50-80%, abbiamo il dovere di selezionare attentamente i pazienti da sottoporre all'indagine e mettere a punto i protocolli più idonei al raggiungimento del risultato diagnostico desiderato col minimo di esposizione.

Il presente volume, coordinato da Paolo Pavone e Massimo Fioranelli, costituisce a mio avviso un utilissimo strumento di studio e consultazione, con connotazione virtuosamente orientata alla pratica, sia per il radiologo interessato alla cardioradiologia che per il cardiologo che utilizzerà i dati forniti dalla cardio-TC per il suo lavoro quotidiano.

La trattazione segue un percorso che fornisce a chi legge, in logica sequenza, i necessari elementi relativi all'anatomia TC, alle tecniche, alla fisiopatologia e all'anatomia patologica coronarica, per passare poi alla sezione, più specificamente diagnostica, di quelle che costituiscono le principali indicazioni, cioè le stenosi, la valutazione dei by-pass e le problematiche diagnostiche irrisolte dal cateterismo cardiaco. Un capitolo dedicato agli aspetti chirurgici dei by-pass costituisce utile supporto al ragionamento clinico-diagnostico. Non vengono inoltre trascurati altri aspetti importanti della cardio-TC, quali le applicazioni extra-coronariche, il ruolo prognostico e addirittura quello preventivo che gli Autori hanno occasionalmente potuto riscontrare per alcuni loro pazienti. Paolo Pavone pone infine particolare attenzione alle già menzionate problematiche di radioprotezione, che vengono analiticamente trattate in un capitolo ad esse specificamente dedicato.

Conosco Paolo Pavone ormai da un quarto di secolo; insieme abbiamo condiviso, nei primi anni '80, l'insegnamento di un grande maestro quale è Plinio Rossi, in quell'operosa fucina che era la sezione di radiologia vascolare del Policlinico "Umberto I" di Roma, lui da giovane specializzando e io da un po' meno giovane professore associato di radiologia. Sono stati anni decisivi per tutti coloro che frequentavano quegli ambienti, migliorando le proprie conoscenze delle allora più recenti innovazioni in ambito radiologico, coltivando feconde relazioni internazionali, apprendendo dai colleghi più esperti e curando la trasmissione delle conoscenze ai più giovani. Proprio in quegli anni, osservandolo nella sua attività di discente-docente, ho potuto constatare l'ottima versatilità di Paolo nella comunicazione, nella didattica e nella capacità di coinvolgere i più giovani nella sperimentazione e nella ricerca.

Avendo letto con vivo interesse i capitoli di questo volume, realizzati da lui, da Fioranelli e da altri validissimi e sperimentati esperti del settore, e avendone apprezzato l'accuratezza e l'efficacia informativa realizzate con esposizione chiara e scorrevole, ritengo che l'opera incontrerà un largo consenso nella comunità medica che ne rappresenta il target, quella cioè radiologica e cardiologica, cui gli Autori hanno, con il loro costruttivo lavoro, messo a disposizione la trattazione di un tema che rappresenta un sostanziale progresso nel campo della diagnostica della patologia cardiovascolare.

Palermo, aprile 2008

Prof. Marcello De Maria
Ordinario di
Diagnostica per Immagini e Radioterapia
Direttore del Dipartimento di
Biotecnologie Mediche e Medicina Legale
Università degli Studi di Palermo

Ringraziamenti

Questo testo nasce dalla positiva collaborazione che si è venuta a creare da alcuni anni tra cardiologi e radiologi di estrazione universitaria e ospedaliera, in un ambito clinico controllato che offre spazio a una discussione attenta e coordinata dei singoli casi clinici. L'idea originale era di sfruttare questa positiva esperienza comune per creare un momento didattico che consentisse anche a colleghi non esperti di acquisire informazioni utili a comprendere concetti di fisiopatologia del circolo coronario e di imaging con tomografia computerizzata: lo scopo era duplice, ovvero avvicinare medici, in particolare cardiologi, a questa nuova indagine diagnostica non invasiva e, al tempo stesso, fornire ai radiologi (non esperti di imaging cardiaco) le informazioni mediche essenziali per un approccio concreto all'imaging delle coronarie.

Il primo momento didattico è stato un corso a cui hanno partecipato cardiologi e radiologi in un ambiente di serena collaborazione. L'interesse suscitato è stato tale da spingere alcuni dei partecipanti a chiedere a noi organizzatori di preparare delle "dispense" degli argomenti trattati. L'incontro con Antonella Cerri di Springer ci ha permesso di trasformare l'ipotetica "dispensa" in un piccolo volume che mantiene lo stesso spirito del corso da cui è stato in effetti generato: ovvero qualcosa di "leggero", divulgativo, che riflette la nostra esperienza e la rende, speriamo, comprensibile e utile ai potenziali lettori.

Preparare il materiale presentato in questo testo ci ha impegnati per alcuni fine settimana invernali, ma i contenuti in termini di casistica e iconografia nascono da un'esperienza di alcuni anni vissuta nel quotidiano insieme a molti validi professionisti che ci preme ricordare e ringraziare.

Innanzitutto i colleghi che hanno collaborato alla stesura dei testi, che hanno messo a disposizione la loro esperienza specifica, come si evince dalla qualità dei testi preparati.

Ringraziamo i collaboratori con cui condividiamo la nostra esperienza clinica: Giovanni Mauro, Sara Di Michele, Francesca Sbandi, Antonio Lucifero, Augusto Mazzetti, Carlo Gonnella, Chiara Lanzillo, Massimiliano Danti, Andrea Grossi, Filippo Assael.

I colleghi radiologi, con cui abbiamo condiviso gli entusiasmi con quanto di nuovo la tecnologia ci ha di volta in volta fornito: primi fra tutti Stefano Bastianello, Liberato Saracca, Claudio Buoni ed Enzo Pacciani.

I clinici, indiscutibile riferimento della nostra pratica medica: Guido De Leo, Mario Motolese e Renato Lauro. Gli emodinamisti, che ci hanno supportato anche nella fase di apprendimento di questa nuova indagine diagnostica, tra i quali Stefano Tonioni, Christian Cristipino, Enrico Mangeri, Antonino Granatelli, Andrea Frustaci, Francesco Prati. I cardiochirurghi, che per primi hanno creduto nella diagnostica non invasiva delle coronarie, in particolare Mario Staibano e Cosimo Comito.

I tecnici del servizio di radiologia della Casa di Cura Mater Dei: Bruno Sigismondi, Piero Pallaria, Mauro Di Blasio, Giorgio Gregori e Gabriele Mennini, che, con estrema sensibilità e professionalità, hanno interagito con i pazienti nel corso degli esami, eseguiti sempre in maniera ineccepibile. I collaboratori del servizio di emodinamica: Mauro Salemme e Romolo Tommasi. Gli anestesisti, che hanno svolto un ruolo silenzioso, ma sempre puntuale e apprezzato: Giacomo Tenze, Alessandro Marinelli, Bartolomeo Violo.

Il management della Casa di Cura Mater Dei di Roma, che ha messo a disposizione apparecchiature idonee e si rende sempre disponibile negli investimenti che mirano a un progressivo e continuo miglioramento tecnologico: l'amministratore delegato Andrea De Angelis e il direttore generale Sonia D'Agostino, il direttore amministrativo Gianni Sai, il direttore operativo Roberto Lo Cascio e il direttore sanitario Vezia Mei.

Nella preparazione del testo è stata preziosa la continua collaborazione con la redazione Springer: Antonella Cerri, Alessandra Born e Barbara Ferrario. I grafici sono stati preparati in maniera accurata da Gualtiero Tonna della Plures Design Srl di Roma.

Un pensiero va ai nostri maestri: Plinio Rossi, Roberto Passariello e Giovanni Simonetti incontrati in un momento storico, irripetibile, della radiologia; Jacob Shani con la sua moderna visione della clinica.

Infine le nostre famiglie, Chiara e Costanza, Davide e Gianluca, che non ci hanno fatto pesare il tempo loro sottratto.

Roma, maggio 2008

Massimo Fioranelli
Paolo Pavone

Indice

Elenco Autori

MARIA BIANCHI
Servizio di Cardiologia
Casa di Cura "Mater Dei"
Roma

MARCELLO DE SANTIS
Servizio di Radiologia
Casa di Cura "Mater Dei"
Roma

MASSIMO FIORANELLI
Servizio di Cardiologia
Casa di Cura "Mater Dei"
Roma

ROBERTO LEO
Dipartimento di Medicina Interna
Università "Tor Vergata"
Roma

PAOLO PAVONE
Servizio di Radiologia
Casa di Cura "Mater Dei"
Roma

PAOLO SORDINI
Unità Operativa Complessa
di Cardiochirurgia
Azienda Ospedaliera
"San Filippo Neri"
Roma

GIULIO SPECIALE
Dipartimento Cardiovascolare
Unità Operativa Complessa
di Emodinamica
Azienda Ospedaliera
"San Filippo Neri"
Roma

Introduzione

Massimo Fioranelli, Paolo Pavone

Circa il 45% di tutti i decessi nel nostro Paese sono attribuibili a malattie cardiovascolari che rappresentano, attualmente, la principale causa di mortalità. Dei 250.000 casi di decesso annuale per patologie cardiocircolatorie, i 2/3 sono imputabili a malattie coronariche. Tra i pazienti colpiti da infarto miocardico acuto, nell'età compresa tra i 35 ed i 74 anni, 3 uomini su 10 e 4 donne su 10 muoiono entro 28 giorni dall'esordio dei sintomi, principalmente al di fuori dall'ospedale, prima di poter essere adeguatamente curati. Chi sopravvive a un attacco cardiaco diviene, a volte, un malato cronico. La malattia modifica la qualità della vita e comporta notevoli costi economici per la società. In Italia la prevalenza di cittadini affetti da invalidità cardiovascolare è pari al 4,4 per mille (secondo i dati elaborati dall'Istat). Il 23,5% della spesa farmaceutica italiana (pari all'1,34% del prodotto interno lordo) è destinata a farmaci impiegati nella cura del sistema cardiovascolare.

Le varie forme cliniche della cardiopatia ischemica (angina, infarto, scompenso cardiaco congestizio) interessano il 5% della popolazione, con oltre 2.000.000 di malati e 350.000 nuovi casi l'anno.

In quest'ottica, la possibilità di prevenire eventi coronarici acuti rappresenta, oltre che un problema sanitario, anche un impegno sociale. Da anni l'identificazione della lesione che classicamente consideriamo responsabile delle sindromi coronariche acute, la placca aterosclerotica, è l'obiettivo della ricerca clinica. Oggi avere a disposizione una nuova tecnica che ci consenta di visualizzare la placca in modo non invasivo è culturalmente stimolante e clinicamente affascinante. Ma la scienza, come sempre, nel momento stesso in cui offre nuove opportunità, crea anche nuove problematiche. Considerato che la maggior parte degli eventi coronarici si verificano per la complicanza di una placca non significativa dal punto di vista del grado di riduzione del lume, il semplice riconoscimento di una placca coronarica può essere fuorviante nella scelta di un trattamento interventistico. Al contrario, la caratterizzazione della placca fornita dalla TC può definire quali saranno i pazienti da trattare in via preventiva.

La TC coronarica è una formidabile metodica solo se le informazioni che ci fornisce saranno usate nel contesto clinico, sempre più complesso e variegato, delle malattie coronariche.

1

Circolo coronarico

Massimo Fioranelli, Paolo Pavone

Nella valutazione anatomica della TC coronarica si fa riferimento, generalmente, alla classificazione in 15-16 segmenti dell'*American Heart Association* (Austen e coll., 1975) (Fig. 1.1); tale schema include la maggior parte dei segmenti con diametro superiore ad 1,5 mm. Per completezza concettuale si seguirà una classificazione più dettagliata e complessa dal punto di vista anatomo-radiologico.

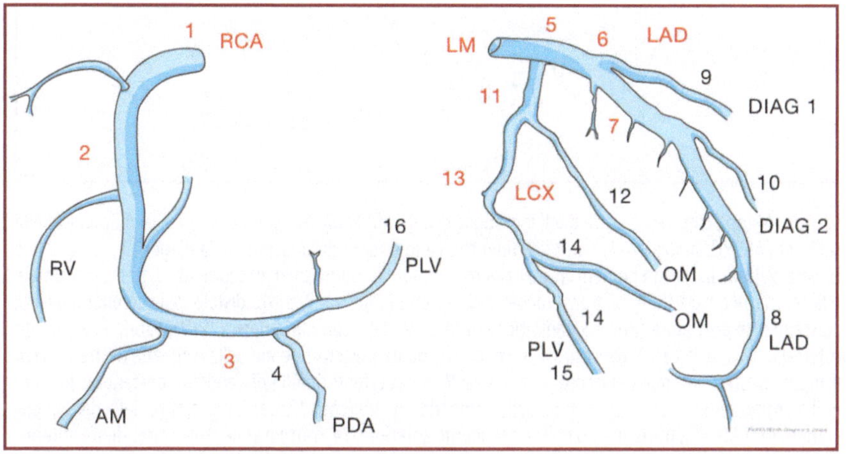

Fig. 1.1. Classificazione in 15-16 segmenti dell'*American Heart Association*. *RCA*: coronaria destra; *RV*: rami ventricolari destri; *AM*: ramo per il margine acuto; *PLV*: rami postero-laterali; *PDA*: discendente posteriore; *LCA*: coronaria sinistra; *LM*: tronco comune; *LAD*: discendente anteriore; *DIAG 1*: primo ramo diagonale; *DIAG 2*: secondo ramo diagonale; *LCX*: arteria circonflessa; *OM*: ramo marginale

P. Pavone, M. Fioranelli, *Malattia coronarica*. ISBN 978-88-470-0849-6; © Springer 2008

Anatomia angiografica del circolo coronarico

L'anatomia coronarica sarà trattata dal punto di vista angiografico e sarà utilizzato lo schema classificativo proposto nel *Bypass Angioplasty Revascularization Investigation* (BARI) *trial* da Alderman e Stadius (1992) in cui l'albero coronarico è distinto in 29 segmenti (Fig. 1.2).

L'albero vascolare coronarico ha due componenti principali: le arterie e le vene, con decorso e ramificazioni disposte sulla superficie del cuore (sistema sub-epicardico o extramurale), ed i loro rami che penetrano nella parete cardiaca (sistema intramurale o intramiocardico).

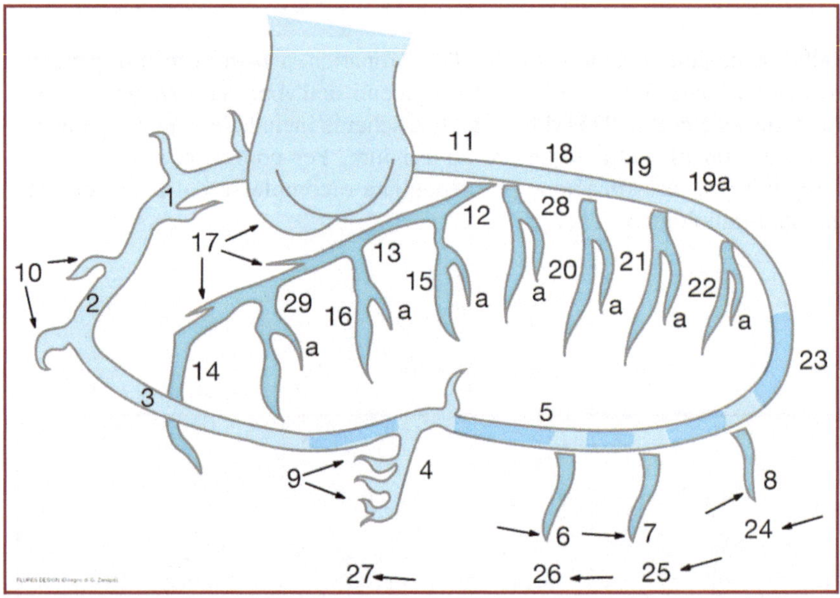

Fig. 1.2. Mappa coronarica usata dagli investigatori del BARI *Study Group Investigators*. La mappa è quella usata nel CASS (*Coronary Artery Surgery Study*) con l'aggiunta di diramazioni della diagonale, marginale e ramo del Valsala. In questa nomenclatura l'albero coronario è suddiviso in 29 segmenti: *1*, tratto prossimale della coronaria destra (RCA); *2*, tratto medio della coronaria destra; *3*, tratto distale della coronaria destra; *4*, discendente posteriore (PDA); *5*, ramo postero-laterale della coronaria destra (PLV); *6*, primo segmento postero-laterale della coronaria destra; *7*, secondo segmento postero-laterale della coronaria destra; *8*, terzo segmento postero-laterale della coronaria destra; *9*, rami perforanti della discendente posteriore; *10*, rami per il margine acuto; *11*, tronco comune della coronaria sinistra (LM); *12*, tratto prossimale della discendente anteriore (LAD); *13*, tratto medio della discendente anteriore; *14*, tratto distale della discendente anteriore; *15*, primo ramo diagonale (DIAG); *15a*, primo ramo diagonale laterale; *16*, secondo ramo diagonale; *16a*, secondo ramo diagonale laterale; *17*, ramo settale perforante della discendente anteriore (SP); *18*, segmento prossimale dell'arteria circonflessa (LCx); *19*, segmento medio dell'arteria circonflessa; *19a*, segmento distale dell'arteria circonflessa; *20*, primo ramo per il margine ottuso (OM); *20a*, primo ramo marginale ottuso laterale; *21*, secondo ramo per il margine ottuso; *21a*, secondo ramo per il margine ottuso laterale; *22*, terzo ramo per il margine ottuso; *22a*, terzo ramo per il margine ottuso laterale; *23*, proseguimento del ramo della circonflessa per il nodo AV; *24*, primo ramo sinistro postero-laterale; *25*, secondo ramo sinistro postero-laterale; *26*, terzo ramo sinistro discendente postero-laterale; *27*, ramo sinistro discendente postero-laterale o discendente posteriore (PDA) in caso di dominanza sinistra; *28*, ramo intermedio; *28a*, ramo intermedio laterale; *29*, terzo ramo diagonale; *29a*, terzo ramo laterale diagonale

Il sistema arterioso coronarico extramurale è formato da due arterie: l'arteria coronaria destra e l'arteria coronaria sinistra che originano dall'ostio situato, rispettivamente, nel seno di Valsalva destro e sinistro.

L'arteria coronaria destra (RCA) è suddivisa in tre tratti (Fig. 1.3). Il primo tratto (BARI 1) si estende dall'origine sino al primo significativo ramo ventricolare destro (RV) e, qualora questo non sia presente, viene identificato convenzionalmente a metà della distanza tra la sua origine ed il margine acuto del cuore. Il secondo tratto (BARI 2) va dal primo ramo ventricolare destro (RV) sino al margine acuto del cuore, che usualmente, ma non sempre, coincide con l'origine del ramo per il margine acuto (AM, BARI 10). Quest'ultimo è il ramo più costante della coronaria destra e decorre sulla superficie della parete libera del ventricolo destro in direzione dell'apice, tanto più obliquamente quanto più prossimale è la sua origine. Il terzo tratto (BARI 3) inizia in corrispondenza del margine acuto del cuore e si estende sino all'origine dell'arteria interventricolare posteriore (PDA, BARI 4), a livello della crux cordis. In questo punto, l'arteria coronaria destra si divide nei suoi due rami terminali, discendente posteriore (PDA) e rami postero-laterali (PLV, BARI 5), irrorando la parte diaframmatica del ventricolo sinistro e realizzando quella che viene definita "dominanza destra" (85% circa dei casi). Nel restante 15% dei casi la circolazione viene cosi ripartita: nel 50% dei casi la circonflessa (LCx) dà origine ai rami postero-laterale (PLV) ed alla discendente posteriore (PDA)

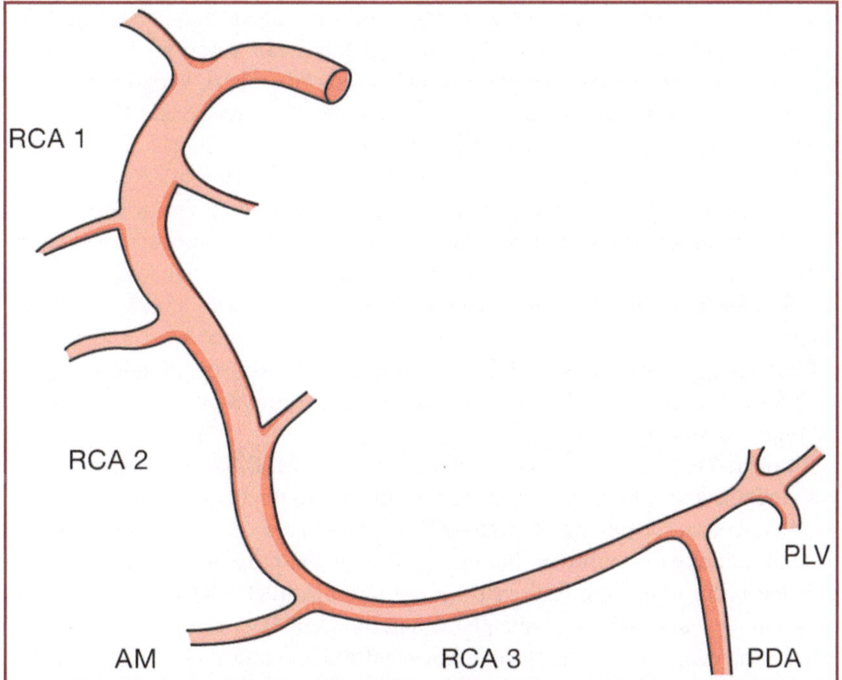

Fig. 1.3. Arteria coronaria destra esemplificata dalla proiezione obliqua sinistra (LAO). *RCA*: coronaria destra 1-2-3 (I, II, III tratto); *AM*: ramo per il margine acuto; *PLV*: rami postero-laterali; *PDA*: discendente posteriore

(dominanza sinistra); nell'altra metà dei casi la destra dà origine alla discendente posteriore (PDA) e la circonflessa (LCx) ai rami postero-laterali (circolazione bilanciata). Il concetto di dominanza viene riferito solamente al rapporto reciproco tra arteria coronaria destra ed arteria circonflessa, nei confronti del modo in cui viene irrorata la parete inferiore del ventricolo sinistro o in rapporto all'origine della discendente posteriore e non nei confronti dell'estensione della circolazione miocardica.

Il ramo discendente posteriore, o interventricolare posteriore (PDA, BARI 4), con le sue branche perforanti (BARI 9), è il più importante ramo della coronaria destra; decorre nel solco omonimo, percorrendone circa i due terzi, senza raggiungere l'apice del cuore, che di solito è irrorato dal ramo ricorrente posteriore dell'arteria discendente anteriore (LAD). Il ramo ventricolare sinistro, o postero-laterale destro (PLV, BARI 5), origina subito dopo il ramo discendente posteriore (PDA) a livello della crux cordis, decorre nel solco atrioventricolare posteriore sinistro, fornendo irrorazione con le sue branche (BARI 6-8) alla porzione diaframmatica ed infero-posteriore del ventricolo sinistro.

L'arteria coronaria destra, lungo il suo decorso, fornisce rami minori, come il ramo del cono, il ramo del nodo del seno, i rami ventricolari destri ed il ramo del nodo atrio-ventricolare. Il ramo del cono è il primo vaso che generalmente si origina dalla coronaria destra. In un'alta percentuale di casi (40%) può originare direttamente dal seno destro di Valsalva o dall'aorta stessa. Il ramo del nodo del seno origina dalla coronaria destra (2/3 dei casi); nel 25% dei casi esso può originare dall'arteria circonflessa, mentre nel 10% dei casi sono presenti due rami del nodo del seno, originanti da entrambe le coronarie. I rami ventricolari destri (RV) originano nel secondo tratto della coronaria destra e decorrono sulla superficie del ventricolo destro, diretti verso il solco interventricolare anteriore. Questi rami, il cui numero è inversamente proporzionale al loro diametro, variano spesso in numero e dimensioni. L'arteria del nodo atrioventricolare nasce alla fine del terzo tratto della coronaria destra nel 99% dei casi di dominanza destra e nel 75% dei casi di circolazione bilanciata. È un punto di repere angiografico per identificare la crux cordis; in caso di dominanza sinistra, essa nasce dal tratto distale dell'arteria circonflessa. A livello del triangolo di Kock si trova in posizione subendocardica, nello spazio compreso tra il punto di attacco della cuspide settale della valvola tricuspide e lo sbocco del seno coronarico. Essa fornisce irrorazione per il setto interventricolare posteriore e per il nodo atrio-ventricolare.

L'arteria coronaria sinistra (LCA) origina dal seno sinistro (o antero-laterale) di Valsalva, ad un livello più alto rispetto alla coronaria destra, ed è suddivisa in tre tratti (Fig. 1.4).

Il tronco comune dell'arteria coronaria sinistra (LM, BARI 11) si estende per una lunghezza variabile (generalmente 2 cm, con diametro di 3-6 mm) dall'ostio della coronaria sinistra al punto della sua biforcazione nelle arterie discendente anteriore e circonflessa. In circa il 30-37% dei pazienti il tronco comune si divide in tre rami: in questi casi il ramo intermedio (BARI 28), che decorre verso l'apice e si distribuisce alla parete antero-laterale del ventricolo sinistro.

L'arteria discendente anteriore, o interventricolare anteriore (LAD), è la più costante, in termini di origine e distribuzione, tra tutti i vasi coronarici. Essa origina dal tronco comune dell'arteria coronaria sinistra e decorre nel solco interventricolare anteriore sino alla punta del cuore. Nella maggior parte dei casi (70%) l'arteria discendente anteriore (LAD) risale per circa un quarto del solco

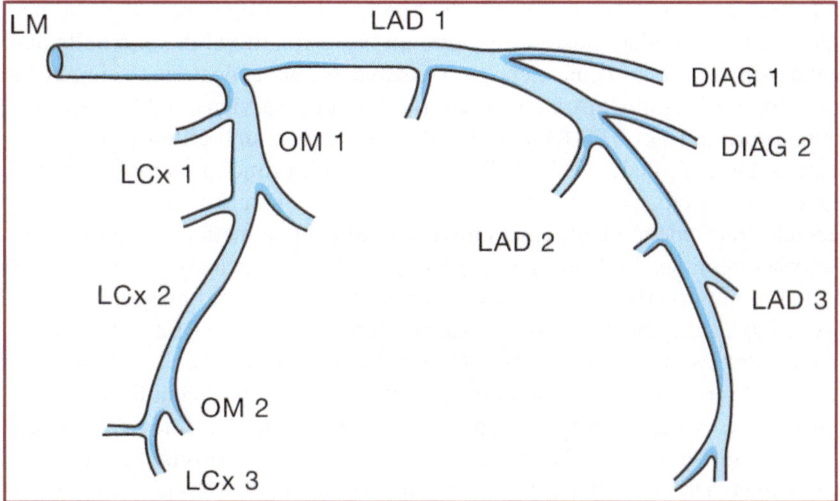

Fig. 1.4. Coronaria sinistra esemplificata dalla proiezione obliqua caudale destra (RAO caudale). *LCA*: coronaria sinistra; *LM*: tronco comune; *LAD*: discendente anteriore 1, 2, 3 (I, II, III tratto); *DIAG 1*: primo ramo diagonale; *DIAG 2*: secondo ramo diagonale; *LCx*: arteria circonflessa 1, 2 (I, II tratto); *OM*: ramo marginale

interventricolare posteriore perfondendo l'apice e la porzione inferiore del setto interventricolare, in maniera inversamente proporzionale alla lunghezza del ramo discendente posteriore. Il primo tratto della discendente anteriore (LAD) (BARI 12) si estende dalla bi-triforcazione del tronco comune sino all'origine del primo ramo settale di calibro rilevante (SP, BARI 17). Il secondo tratto (BARI 13) va dall'origine del primo ramo settale all'origine del terzo ramo settale o del secondo ramo diagonale (DIAG). Da qui inizia il terzo tratto (BARI 14) che si estende sino all'apice, circondandolo e talvolta risalendo posteriormente. Qualora non siano esattamente identificabili il terzo ramo settale o il secondo ramo diagonale, la zona di transizione tra i tratti medio e distale viene identificata in modo convenzionale a metà del tratto compreso tra l'origine del primo ramo settale (SP) e l'apice del ventricolo sinistro. L'arteria discendente anteriore irrora il setto interventricolare anteriore e la parete anterolaterale del ventricolo sinistro. I rami settali (SP, BARI 17) sono usualmente tre ed originano ad angolo retto dall'arteria discendente anteriore.

Il primo ramo settale (SP) è abbastanza usuale nell'origine e nel decorso e, per tale motivo rappresenta un punto di repere angiografico per delineare il passaggio tra il segmento prossimale e medio dell'arteria discendente anteriore. A volte alcuni tratti decorrono in posizione intramiocardica. In genere si sviluppa lungo il setto interventricolare in direzione caudale, ed irrora i due terzi superiori della porzione anteriore del setto. Il secondo e terzo ramo settale sono invece più variabili e di calibro inferiore e si distribuiscono al terzo inferiore della porzione anteriore del setto. I rami diagonali (DIAG, BARI 15-16-29) sono generalmente anch'essi in numero di tre, originano ad angolo acuto dall'arteria discendente anteriore e si distribuiscono alla parete antero-laterale del ventricolo sinistro. Il loro diametro, come spesso si verifica a livello coronarico, è inversamente proporzionale al loro numero.

L'arteria circonflessa (LCx) si sviluppa dal tronco comune e decorre nel solco atrioventricolare posteriore; dopo un breve tragitto al di sotto della auricola sinistra, si impegna nel solco atrioventricolare posteriore sinistro a contatto con l'anulus mitralico. L'arteria circonflessa viene suddivisa in tre tratti. Il primo tratto (BARI 18) va dalla sua origine sino all'emergenza del primo ramo marginale (OM, BARI 20). Qualora il primo ramo marginale sia assente o non chiaramente identificabile, la zona di transizione tra primo e secondo tratto viene identificata convenzionalmente a metà tra l'origine dell'arteria circonflessa e l'origine del secondo ramo marginale (OM, BARI 21). Il secondo tratto (BARI 19) va dall'origine del primo ramo marginale (OM, BARI 20) all'origine del secondo ramo marginale (OM, BARI 21): in caso di assenza del secondo ramo marginale la zona di transizione è definita a metà percorso tra origine del primo ramo marginale ed il punto in cui l'arteria circonflessa si esaurisce. Il terzo tratto (BARI 19a) va dall'origine del secondo ramo marginale (OM, BARI 21) al punto in cui il vaso si estingue, in caso di dominanza destra, o al punto di origine del ramo ventricolare sinistro o postero-laterale sinistro, in caso di dominanza sinistra o di circolo bilanciato, nel percorso dell'arteria nel solco atrioventricolare (BARI 23). In caso di dominanza sinistra l'arteria circonflessa dà origine al ramo ventricolare sinistro, o postero-laterale sinistro (PLV, BARI 5), con le sue branche (BARI 24-25-26), e successivamente all'arteria discendente posteriore sinistra (PDA, BARI 27) con le sue branche settali (BARI 9).

Nel suo percorso l'arteria circonflessa (LCx) dà origine a vari rami: il ramo del nodo del seno, il ramo atriale sinistro ed i rami marginali. L'arteria del nodo del seno, nel 25% dei casi nasce dal tratto prossimale dell'arteria circonflessa, a ridosso dalla sua origine. Il ramo atriale origina alla fine del tratto prossimale dell'arteria circonflessa e si distribuisce alla parete infero-posteriore dell'atrio sinistro. I rami marginali (OM, BARI 20-21-22) sono generalmente in numero di tre. Il primo è usualmente il più cospicuo e costante e decorre posteriormente sulla parete postero-laterale del ventricolo sinistro, in direzione dell'apice. Il suo sviluppo è inversamente proporzionale sia all'estensione della coronaria destra sulla superficie postero-laterale del ventricolo sinistro, sia al numero ed allo sviluppo dei rami diagonali della discendente anteriore.

Vascolarizzazione intramurale e circolo venoso di drenaggio

Le arterie epicardiche veicolano sangue ossigenato ad arterie, arteriole e capillari. Dopo l'estrazione miocardica di ossigeno e di substrati nutritivi, una parte del sangue desaturato confluisce direttamene nei ventricoli attraverso le vene di Tebesio. Tuttavia la maggior parte del sangue, attraverso le venule e le vene miocardiche, fluisce nelle vene epicardiche che drenano nel seno coronarico, localizzato nella porzione infero-posteriore dell'atrio destro. Le arterie epicardiche decorrono sulla superficie del cuore ricoperte dal solo epicardio, o immerse nel tessuto adiposo sottoepicardico. Tuttavia, nel 5-22% dei casi per l'arteria discendente anteriore e nell'86% dei casi per tutti i rami coronarici, possono essere presenti ponti muscolari di lunghezza variabile nei quali le arterie epicardiche diventano murali per alcuni tratti (Fig. 1.5).

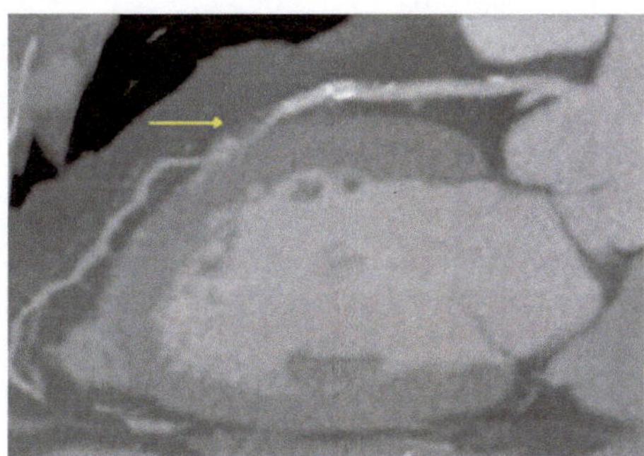

Fig. 1.5. Bridging con riduzione di calibro della discendente anteriore (*freccia*)

Le arterie epicardiche sono vasi muscolari, con uno spessore parietale di circa 100 μm costituito da tre strati sovrapposti: la tonaca intima, la tonaca media e la tonaca avventizia.

Il normale sviluppo embriologico del circolo coronarico prevede la formazione di vasi collaterali che mettono in comunicazioni le diverse sezioni del circolo arterioso. Il circolo collaterale è costituito da quattro tipi di vasi: rami intramurali appartenenti allo stesso vaso coronarico (circolo omocoronarico); vasi intramurali derivati da due o più arterie coronarie (circolo inter-coronarico); vasi atriali che si connettono con i vasa vasorum dell'aorta o di altre arterie (circolo extracardiaco); vasi intramurali che comunicano con le cavità ventricolari (vasi arterioluminali). Nel cuore adulto normale il circolo collaterale è poco sviluppato e costituito da vasi con diametro inferiore ai 50 μm, che contribuiscono solo in minima parte al flusso coronarico. In presenza di ostruzione o ischemia miocardica, i vasi collaterali possono aumentare il diametro fino a 200-600 μm, sviluppare una tonaca media e veicolare una quantità significativa di sangue. Si possono sviluppare vasi che connettono il segmento prossimale e quello distale ad una stenosi.

Variabilità del circolo arterioso coronarico

Lo schema dell'anatomia coronarica precedentemente illustrato è in realtà molto variabile. Infatti, al contrario di altri distretti vascolari arteriosi che si presentano con un modello anatomico pressoché costante e di facile identificazione, nel caso dell'anatomia delle arterie coronariche si apprezza una notevole variabilità, la quale, oltre che nella citata dominanza destra-sinistra, si evidenzia nel calibro e nella morfologia dei singoli rami. Questa caratteristica del circolo coronarico deve essere tenuta in considerazione nella valutazione a scopo diagnostico, soprattutto al fine di evitare di considerare compromessa un'arteria che in realtà è solo scarsamente sviluppata.

L'incostanza del circolo coronarico è tale che difficilmente un individuo possa presentare un circolo coronarico identico a quello di un altro. Contrariamente a quanto avviene, ad esempio, a livello del distretto carotideo o iliaco-femorale, dove le arterie, tranne che per scarsa differenze di calibro, hanno tutte la stessa morfologia, la stessa origine e lo stesso decorso anatomico. In questo contesto, l'uso di una terminologia quale "ramo fortemente sviluppato"

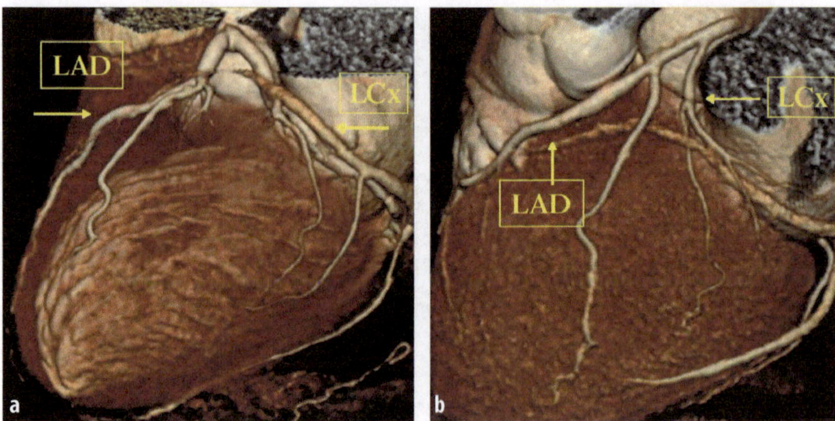

Fig. 1.6 a, b. **a** Circonflessa ipertrofica. **b** Circonflessa ipoplasica. *LAD*: discendente anteriore; *LCx*: arteria circonflessa

o "ipoplasico" sta ad indicare che un'arteria ha uno sviluppo maggiore o minore, ma non identifica la presenza o meno di lesioni aterosclerotiche. Questo può valere, ad esempio, per l'arteria circonflessa che, in alcuni pazienti, assume un decorso ed un calibro notevolmente sviluppato, mentre in altri è rappresentata da un vaso estremamente piccolo, che irrora una modesta porzione di tessuto miocardico. È evidente che queste differenze vengono poi vicariate da uno sviluppo compensatorio di altri vasi, che sopperiscono alla limitazione del territorio irrorato da un'arteria ipoplasica confinante. Queste differenze morfologiche di sviluppo di un'arteria e dell'estensione del territorio irrorato assumono particolare importanza nella pianificazione terapeutica, in quanto più tessuto irrora un'arteria più è giustificata una procedura di rivascolarizzazione miocardica nel caso siano presenti delle lesioni critiche.

Come riportato nella Figura 1.6 esistono situazioni in cui l'arteria coronaria discendente anteriore sia molto sviluppata rispetto alla circonflessa e situazioni in cui, al contrario, sia l'arteria coronaria circonflessa ad essere più sviluppata ed a fornire la maggior parte della vascolarizzazione del ventricolo sinistro. Chiaramente anche i rami che da queste due arterie si originano saranno relativamente più grandi in caso di maggior sviluppo dall'arteria da cui originano. Pertanto avremo rami diagonali di calibro maggiore nel caso in cui sia più evidente lo sviluppo dell'arteria coronaria discendente anteriore e rami marginali ottusi più sviluppati nel caso in cui sia più sviluppata l'arteria circonflessa.

Se l'arteria coronaria destra è molto sviluppata, i suoi rami distali (la discendente posteriore ed i rami postero-laterali), oltre che ad irrorare il ventricolo destro, si estendono a fornire vascolarizzazione alla parete posteriore del ventricolo sinistro. Altre volte, pur in presenza di dominanza destra, i rami postero-laterali sono poco sviluppati e buona parte della circolazione della parete posteriore del ventricolo è fornita da rami dell'arteria circonflessa (Fig. 1.7).

Deve anche essere considerata, infine, la possibilità che, con una certa frequenza, l'arteria coronaria destra sia ipoplasica, dando origine esclusivamente al ramo del cono ed esaurendosi dopo aver fornito un ramo acuto marginale (AM) (Fig. 1.8).

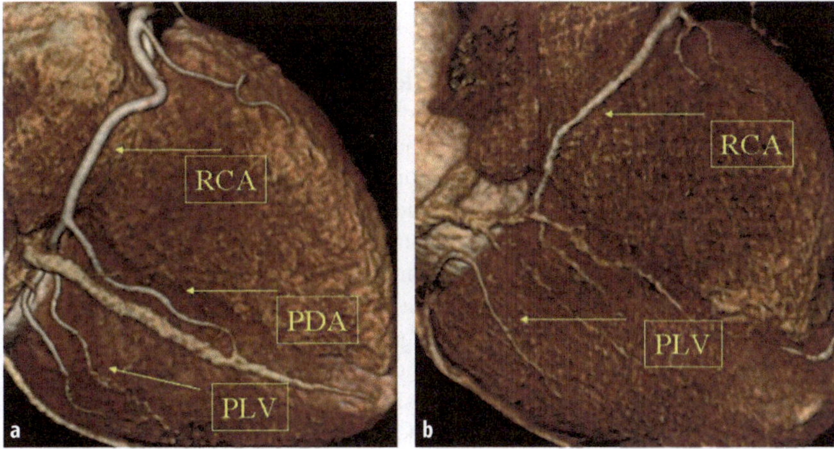

Fig. 1.7 a, b. **a** Circolazione destra dominante. **b** Circolazione bilanciata. *RCA*: coronaria destra; *PLV*: rami postero-laterali; *PDA*: discendente posteriore

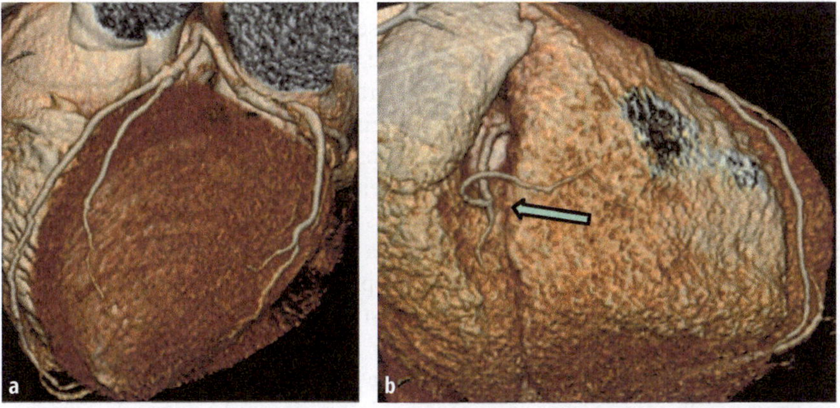

Fig. 1.8 a, b. Dominanza sinistra. **a** L'arteria coronaria discendente anteriore e la circonflessa sono fortemente ipertrofiche. **b** L'arteria coronaria destra (*freccia*) è ipoplasica e da origine al solo ramo acuto marginale

Queste varianti anatomiche fanno parte di un quadro di normalità, senza pregiudicare di per sè alcuna sofferenza ischemica. È chiaro che nel caso in cui la malattia aterosclerotica si venga a sviluppare su un'arteria poco sviluppata, il risultato sul piano clinico sarà di una minore estensione del territorio ischemico. Al contrario, quando la malattia aterosclerotica si sviluppa su di un ramo particolarmente sviluppato, soprattutto nei tratti prossimali, la ricaduta clinica sarà importante, con compromissione ischemica di un'area maggiore.

La classica definizione di malattia mono, bi- o trivasale, a seconda che vi sia una stenosi critica di uno, due o tre vasi, è strettamente correlata alla prognosi ed alla pianificazione terapeutica; tuttavia la presenza di una stenosi coronarica deve essere valutata nell'ambito dell'anatomia coronarica globale. In effetti una malattia bivasale può in realtà essere giudicata alla stregua di una trivasale nel momento in cui uno dei tre vasi sia ipoplasico o scarsamente sviluppato.

Anomalie coronariche

Anomalie nell'origine e nel decorso delle arterie coronariche si repertano in una percentuale variabile tra lo 0,64 ed il 5,6% dei pazienti sottoposti ad esame coronarografico (Fig. 1.9). Alcune di queste varianti non hanno rilevanza clinica, mentre altre possono rappresentare una chiara patologia. L'origine separata della coronaria destra e dell'arteria del cono si riscontra tra il 40 ed il 50% dei casi e l'origine separata della discendente anteriore e dell'arteria circonflessa in circa l'1%. L'anomalia più importante è l'origine del tronco comune dal seno di Valsalva destro o dalla coronaria destra. Il decorso tra l'arteria polmonare e l'aorta può essere la causa di una compressione del vaso e quindi di ischemia e morte improvvisa, durante o nell'immediatezza di uno sforzo fisico. Stessa situazione per una discendente anteriore che origina da una sola coronaria destra o una coronaria destra che origini da un seno di Valsalva sinistro. Al contrario l'origine della circonflessa dalla coronaria destra non ha significato clinico, a causa del suo decorso posteriore al ventricolo sinistro.

Alcune cardiopatie congenite sono spesso associate ad anomalie coronariche. Nella tetralogia di Fallot anomalie coronariche sono presenti nel 9% dei casi. La variante più comune è rappresentata da una grande arteria del cono, da un'anomala discendente anteriore che origina dalla coronaria destra o dal seno di Valsalva destro. Nella trasposizione dei grossi vasi (variante D) l'anomalia più frequente (60% dei casi) è rappresentata dall'origine della coronaria destra dalla superficie posteriore del seno di Valsalva destro e della discendente anteriore dalla superficie posteriore del seno di sinistra; inoltre, nel 20% dei casi la circonflessa origina dalla coronaria destra. In circa il 3-9% dei casi la coronaria destra origina dal seno di sinistra e la coronaria sinistra dal seno di destra, o si reperta un'unica coronaria che origina o dal seno di destra o da quello di sinistra. Un decorso intra-miocardico è abbastanza frequente. Nella variante L le arterie coronariche possono prendere il nome o dal seno di Valsala, da cui originano, o dal ventricolo che irrorano. In questo caso la coronaria destra irrora il ventricolo sinistro destroposto e si ramifica nella discendente anteriore e circonflessa, e la co-

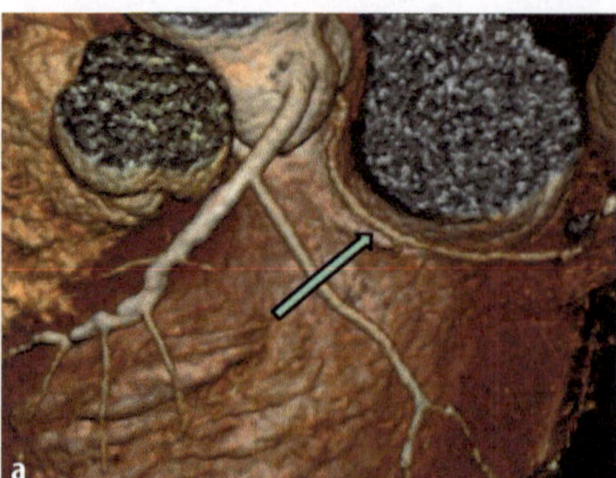

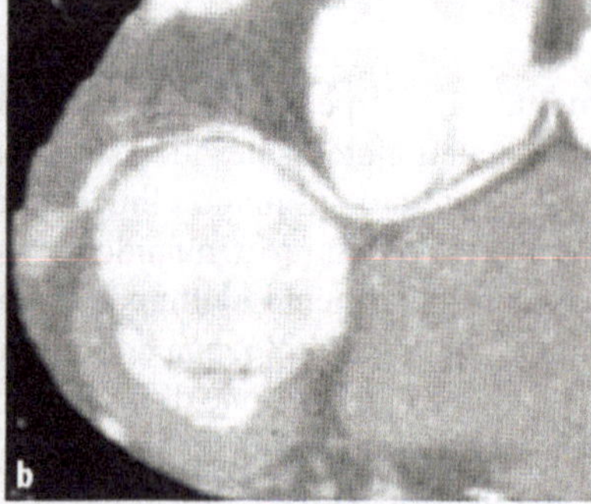

Fig. 1.9 a, b. Origine anomala della coronaria circonflessa dalla coronaria destra. Nella immagine tridimensionale VR (**a**) si apprezza il vaso anomalo (*freccia*) che decorre tra l'aorta e la polmonare. L'immagine bidimensionale MPR (**b**) dimostra l'origine del vaso a livello della coronaria destra ed il decorso anomalo e tortuoso

ronaria sinistra decorre nel solco interventricolare alla stregua della coronaria destra. Un'origine anomala di una o più coronarie dall'arteria polmonare si reperta nello 0,4% dei pazienti con cardiopatie congenite. L'anomalia più frequente è l'origine della discendente anteriore dall'arteria polmonare (sindrome di Bland-White-Garland).

Ulteriori anomalie che si possono visualizzare nel circolo coronarico sono gli aneurismi e le fistole coronariche. Per aneurisma si intende una dilatazione della coronaria con diametro superiore ad 1,5 rispetto al segmento adiacente. Le fistole coronariche sono rappresentate da comunicazioni tra le coronarie e le camere cardiache: queste possono essere congenite o acquisite in seguito a traumi toracici, impianto di elettrocateteri per elettrostimolazione, biopsie endomiocardiche, etc. La sede più frequente è la coronaria destra (55%), la coronaria sinistra (35%) o entrambe (5%); la maggior parte drena nel ventricolo destro (40%), nell'atrio destro (26%) o nell'arteria polmonare (17%).

Fattori che influenzano le dimensioni delle coronarie

Numerosi fattori, quali età, sesso, superficie corporea, livello di attività fisica o presenza di patologie associate, influenzano il calibro delle coronarie. Tutti questi fattori agiscono indipendentemente nel determinare le dimensioni delle arterie coronarie. Ad esempio, con l'aumento dell'età si assiste ad una riduzione del calibro delle coronarie, ma se è presente un'ipertrofia miocardica è quest'ultima a determinare un aumento marcato del calibro.

Nel sesso femminile, in media, le dimensioni delle coronarie sono ridotte: probabilmente queste differenze sono legata ad una ridotta superficie corporea rispetto al sesso maschile.

La riduzione del calibro delle coronarie legato all'età ha varie spiegazioni: in primo luogo c'è un'alta prevalenza di aterosclerosi concentrica, angiograficamente inapparente, che determina una riduzione omogenea del lume; si assiste inoltre ad un ispessimento sub-endoteliale e della tunica media nei soggetti più anziani. In Letteratura, negli studi angiografici per la determinazione del diametro dei vasi coronarici, si usa sovente la nitroglicerina per eliminare eventuali stimoli vasocostrittori: con l'aumento dell'età si assiste ad una ridotta risposta alla nitroglicerina. Per ultimi la riduzione dell'attività fisica e la diversa composizione del tessuto miocardico, con maggior prevalenza di tessuto connettivo, rende ragione della riduzione del calibro coronarico. L'esercizio fisico rappresenta un potente stimolo per le dimensioni dei vasi che, oltre ad aumentarne il calibro, favorisce una più marcata risposta alla nitroglicerina o al fattore di derivazione endoteliale EDRF.

Tutte quelle patologie cardiache che aumentano il lavoro del cuore, e che quindi comportano un aumento del flusso coronarico, sono associate ad un aumento del calibro delle coronarie. Pertanto anche nella valutazione dell'anatomia coronarica è utile avere informazioni anamnestiche.

Le figure che seguono sono esempi di valutazione anatomica coronarica tramite TC (Fig. 1.10) e con le tradizionali proiezioni coronarografiche (Figg. 1.11-1.13); in queste ultime si evidenziano i territori di irrorazione dei maggiori rami coronarici.

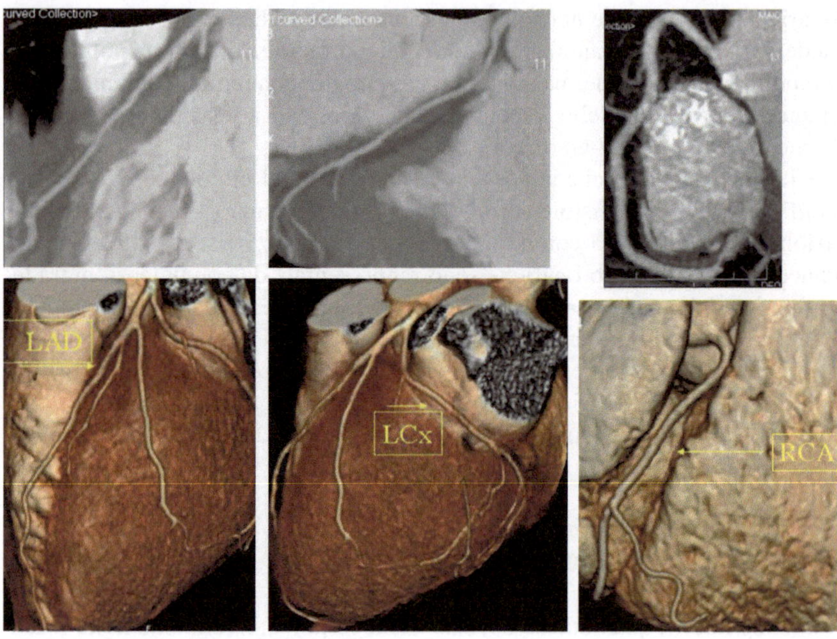

Fig. 1.10. Anatomia coronarica valutata con TC. *RCA*: coronaria destra; *LAD*: discendente anteriore; *LCx*: arteria circonflessa

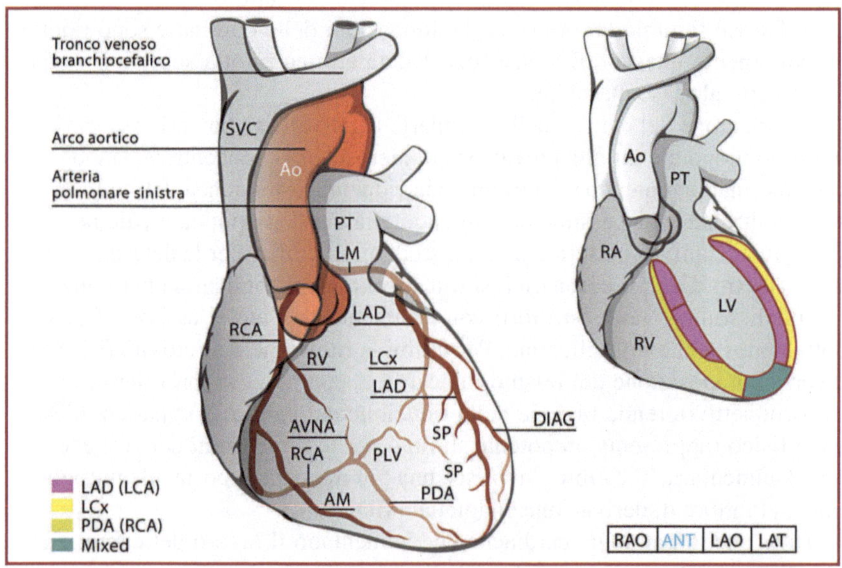

Fig. 1.11. Valutazione angiografica del circolo coronarico: proiezione anteriore. *RCA*: coronaria destra (1); *RV*: rami ventricolari destri (10); *AM*: ramo per il margine acuto (10); *PDA*: discendente posteriore (4); *PLV*: rami postero-laterali (5); *AVNA*: arteria del nodo atrioventricolare; *LCA*: coronaria sinistra; *LM*: tronco comune (11); *LAD*: discendente anteriore (I tratto 12, II tratto 13, III tratto 14); *SP*: rami settali (17); *DIAG*: rami diagonali (15-16-29); *LCx*: arteria circonflessa (I tratto 18, II tratto 19, III tratto 19a); *OM*: rami marginali (20-21-22); *Ao*: arco aortico; *LV*: ventricolo sinistro; *PT*: arteria polmonare; *RA*: auricola destra; *RV*: ventricolo destro. Tra parentesi i segmenti della classificazione del BARI *Study Group Investigatigators*

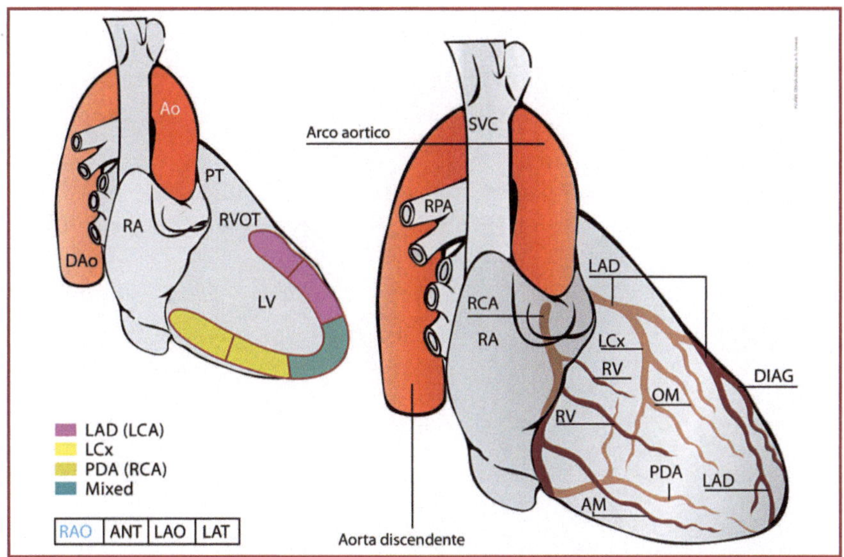

Fig. 1.12. Valutazione angiografica del circolo coronarico: proiezione obliqua destra. *RCA*: coronaria destra; *RV*: rami ventricolari destri; *AM*: ramo per il margine acuto; *PDA*: discendente posteriore; *PLV*: rami posterolaterali; *LM*: tronco comune; *LAD*: discendente anteriore; *DIAG*: rami diagonali (15-16-29); *LCx*: arteria circonflessa; *OM*: rami marginali; *Ao*: arco aortico; *DAo*: aorta discendente; *LV*: ventricolo sinistro; *PT*: arteria polmonare; *RA*: auricola destra; *RPA*: arteria polmonare destra; *RV*: ventricolo destro; *RVOT*: tratto di efflusso ventricolo destro; *SVC*: vena cava superiore

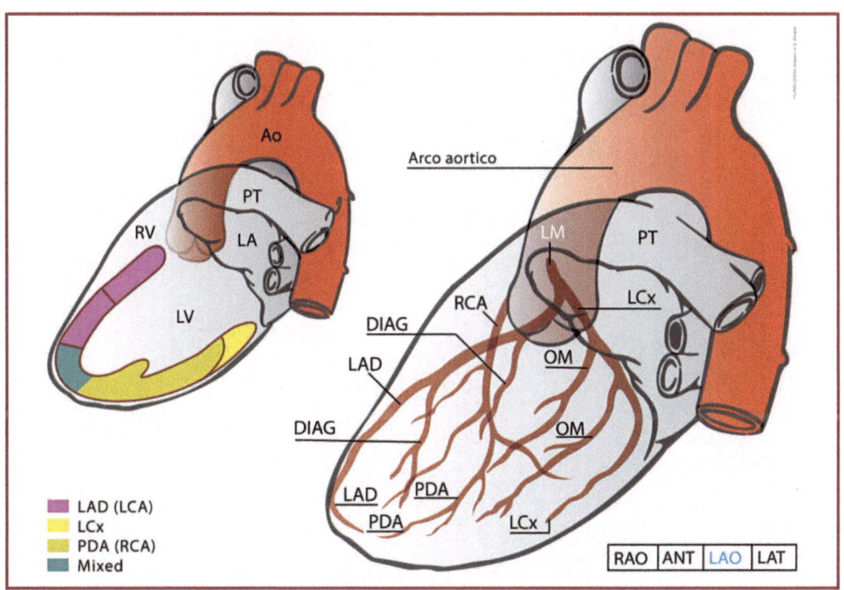

Fig. 1.13. Valutazione angiografica del circolo coronarico: proiezione obliqua sinistra. *RCA*: coronaria destra; *RV*: rami ventricolari destri; *PDA*: discendente posteriore; *LCA*: coronaria sinistra; *LM*: tronco comune; *LAD*: discendente anteriore; *DIAG*: rami diagonali; *LCx*: arteria circonflessa; *OM*: rami marginali; *Ao*: arco aortico; *LA*: auricola sinistra; *LV*: ventricolo sinistro; *PT*: arteria polmonare; *RV*: ventricolo destro

2

Tecniche di base nell'acquisizione delle immagini cardiache

Paolo Pavone

Introduzione

L'esame TC delle coronarie rappresenta, in questo momento, la tecnica di imaging più evoluta e veloce che prevede l'utilizzo della tomografia computerizzata *multislice* per "congelare", con software ed idonee modalità di acquisizione, il movimento cardiaco, fornendo al medico immagini "statiche" di un organo che è in realtà in rapido movimento dinamico. Si tratta, quindi, di immagini a loro modo "false", ricostruite mediante procedure apparentemente complesse, ma che possono tuttavia essere rese comprensibili nei loro principi di base. La TC è quindi una tecnica di imaging ad alta risoluzione spaziale e temporale che, mediante l'impiego di mezzo di contrasto endovenoso, consente di ottenere immagini delle coronarie esenti da movimento grazie alla cardiosincronizzazione.

Lo scopo dei prossimi capitoli è di consentire al lettore, anche non esperto, di comprendere in maniera semplice le modalità che sono alla base dell'acquisizione delle immagini TC delle coronarie. Saranno analizzati alcuni concetti sulle apparecchiature impiegate, le procedure tecniche per l'acquisizione delle immagini, gli accorgimenti per ottenere sempre immagini di alta qualità, le modalità per la ricostruzione delle immagini tridimensionali e le procedure per eseguire le analisi diagnostiche e la riproduzione delle immagini.

Apparecchiature per la TC delle coronarie

Principi tecnici per l'acquisizione delle immagini cardiache mediante TC

"Congelare" il movimento è stato da sempre uno degli scopi della tomografia computerizzata sin dalla sua introduzione. È opportuno ricordare che la TC, in tutte le apparecchiature impiegate fin dagli esordi di questa tecnica, si basa su un principio a suo modo semplice da comprendere: un tubo radiogeno (identico a quello impiegato per effettuare qualsiasi radiografia) viene fatto ruotare

P. Pavone, M. Fioranelli, *Malattia coronarica*. ISBN 978-88-470-0849-6; © Springer 2008

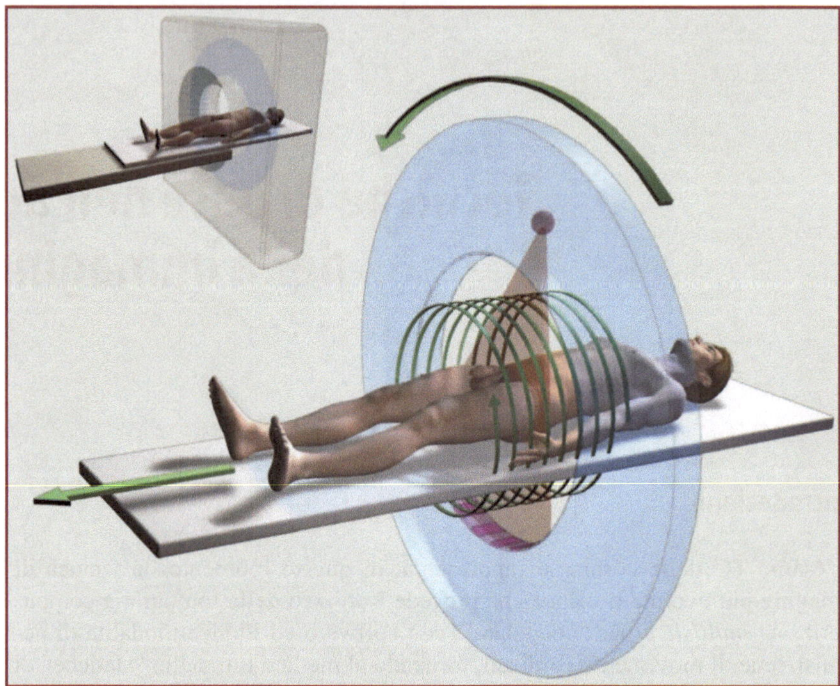

Fig. 2.1. Apparecchiatura TC: principi di base (da: Brenner e Hall, 2007. ©2008 Massachusetts Medical Society, con autorizzazione)

intorno al paziente, che è steso su un lettino. Vengono emessi raggi X che attraversano il paziente durante la rotazione del tubo e vanno a "colpire", dall'altra parte del paziente, dei sensori (detettori) in grado di valutare quanta radiazione è stata assorbita dal paziente. Dal punto di vista meccanico (Fig. 2.1) esiste una struttura (definita con il termine inglese di *gantry*) nella quale è alloggiato un binario circolare, lungo il quale si fa ruotare il tubo; dall'altra parte del tubo, sempre sullo stesso binario, sono presenti i sensori che ruotano in maniera sincrona al tubo radiogeno. I detettori hanno la capacità di trasformare il segnale che ricevono (una certa quantità di raggi X, a valle dell'assorbimento effettuato dal paziente) in un debole, ma significativo, segnale elettrico. Il segnale elettrico emesso sarà ovviamente proporzionale alla quantità di raggi X che hanno colpito il sensore: maggiore sarà stato l'assorbimento da parte del corpo del paziente attraversato dai raggi X, minore sarà la quantità di raggi X che colpiscono il sensore. Pertanto il segnale elettrico emesso dal sensore risulta essere una misura dell'assorbimento subito dai raggi X: se viene attraversata una regione del corpo che contiene osso, come le vertebre (Fig. 2.2), ci sarà molto assorbimento di raggi X e quindi un segnale basso a livello del detettore; viceversa, se si valuta un polmone (ricolmo d'aria che non assorbe i raggi X) il segnale emesso dal sensore sarà molto forte.

Le informazioni vengono ricevute dai sensori della TC in maniera continua e, durante la rotazione del tubo intorno al corpo del paziente, i sensori inviano contestualmente tutti i segnali elettrici ad un computer.

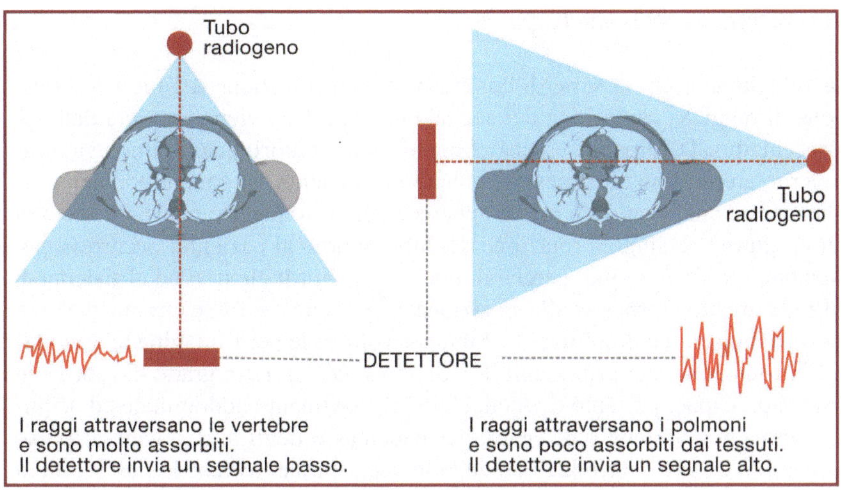

Fig. 2.2. Schema di assorbimento delle radiazioni X e segnale inviato dai detettori: a seconda dell'area anatomica attraversata ci sarà un minore o maggiore assorbimento delle radiazioni (e consensualmente un segnale maggiore o minore rilevato dal detettore, vedi testo)

Oggi, nell'era dell'informatizzazione digitale, è facile comprendere come questi deboli segnali elettrici vengano immediatamente trasformati in un dato digitale, ovvero in un numero analizzabile dal computer. Questo complesso e rapido evento meccanico (rotazione del tubo, emissione dei raggi X, loro assorbimento dal corpo del paziente, captazione della radiazione da parte del sensore, trasformazione in un segnale elettrico) finisce per essere visto dal computer nella maniera a lui più semplice e congeniale, ovvero nella forma di un numero che corrisponde, punto per punto e momento per momento, alla misura dell'assorbimento di radiazioni X da parte del corpo del paziente in esame. Il computer fa di questi numeri quello che è abituato a fare: calcoli complessi, analisi numeriche, ricostruzione dei dati, che portano a trasformare un'informazione numerica in immagini che diventano poi visibili sul monitor.

Non è nostro compito, di semplici utilizzatori clinici, comprendere appieno la complessità di questi calcoli che fanno sì che il risultato finale sia un'immagine medica: è stato merito degli scienziati risolvere i complessi problemi che aumentavano dal momento che le tecniche divenivano sempre più raffinate ed elaborate. Ricordiamo soltanto l'inventore della TC (o TAC, come veniva definita ai suoi esordi), Sir Hounsfield, premio Nobel per la medicina, che riuscì nel suo intento anche grazie ai Beatles (la EMI Records, la stessa casa produttrice dei Beatles, finanziò, costruì ed introdusse sul mercato la prima TC prodotta da Hounsfield), o il protagonista della "rivoluzione" che ha portato all'introduzione della TC spirale, Willy Kalender. Il risultato della loro attività è tale per cui oggi usiamo la TC con la stessa facilità con cui usiamo una macchina fotografica digitale, quasi che i principi di acquisizione delle immagini siano gli stessi: da una parte rilevamento dell'assorbimento di raggi X in TC, dall'altra rilevamento della luminosità inviata dall'obiettivo e trasformazione in un'immagine, utilizzando un sensore (il *Charge Coupled Device*, CCD) idoneo a trasformare il segnale luce in un segnale elettrico e quindi in un segnale numerico, cioè digitale.

Dalla TC convenzionale alla TC spirale

La velocità con cui la serie di complessi eventi (rotazione del tubo ed emissione di raggi X, captazione del segnale dai detettori) viene eseguita dall'apparecchiatura TC dipende essenzialmente da due fattori: quanto impiega il tubo a ruotare intorno al paziente e quante informazioni in contemporanea possono essere analizzate. Le prime apparecchiature impiegavano 18-20 secondi per eseguire una singola rotazione del tubo intorno al paziente; occorreva poi aspettare quasi un minuto perché il tubo (legato ai fili elettrici ed al sistema di raffreddamento) tornasse alla posizione di partenza e fosse pronto per una nuova acquisizione di immagine. Fu una rivoluzione per l'imaging addominale l'introduzione, nei primi anni '80, di apparecchiature in grado di ruotare in 2 secondi, capaci pertanto di "congelare" il movimento addominale ed acquisire immagini statiche del fegato, del pancreas e degli altri organi. Il passo successivo è stato l'introduzione della tecnica spirale, ovvero la possibilità di evitare il ritorno del tubo radiogeno al punto di partenza prima di acquisire una nuova immagine. Queste apparecchiature spirali, introdotte nei primi anni '90, utilizzano la stessa rotaia su cui è montato il tubo radiogeno per trasmettere l'elettricità necessaria al funzionamento del tubo. Vengono definite TC Spirale perché, nel corso della continua rotazione del tubo, viene effettuato il movimento di traslazione del lettino del paziente: pertanto è come se i raggi X effettuassero una rotazione non più assiale, ma a spirale intorno al corpo del paziente (Fig. 2.1). Con queste apparecchiature il miglioramento, in termini di velocità di acquisizione dei dati, è notevole e si raggiunge finalmente lo scopo di ottenere non più immagini su piani assiali (sezioni contigue del corpo umano), ma una serie di informazioni continue, che possono poi essere ricostruite dal computer su qualunque piano, assiale, sagittale, coronale o obliquo (per una migliore trattazione, confrontare il Capitolo 4 "Ricostruzione delle immagini"). Sono immagini che hanno intrinsecamente il dato tridimensionale, potendo offrire una dimensione aggiuntiva nell'analisi degli organi interni del corpo umano. Queste sono le apparecchiature che hanno reso possibile l'endoscopia virtuale, l'angiografia con TC e altre indagini diagnostiche ormai divenute di impiego routinario nella pratica clinica.

Dalla TC spirale alla TC *multislice* (multistrato)

Con le apparecchiature spirali, tuttavia, i tempi per ottenere le immagini sono ancora lunghi perché si possa proporre l'imaging cardiaco: si scende ad un secondo ad immagine, o forse anche meno, non ancora sufficiente per congelare il movimento del cuore; è necessario scendere al di sotto del secondo ed occorre avere la possibilità di acquisire in contemporanea un numero maggiore di informazioni. Questo scopo viene raggiunto dalla TC *multislice*, o multistrato (TCMS), proposta commercialmente con i primi modelli all'inizio del nuovo secolo. La definizione della TCMS è, nella sua complessità tecnologica, semplice: con la TC spinale di prima generazione i raggi X emessi dal tubo, dopo aver attraversato il corpo del paziente, venivano, punto per punto e momento per momento, rilevati e individuati da una serie di sensori disposti in un'unica fila. Con la tecnica *multislice* (Fig. 2.3) la fila dei sensori, disposta dall'altro

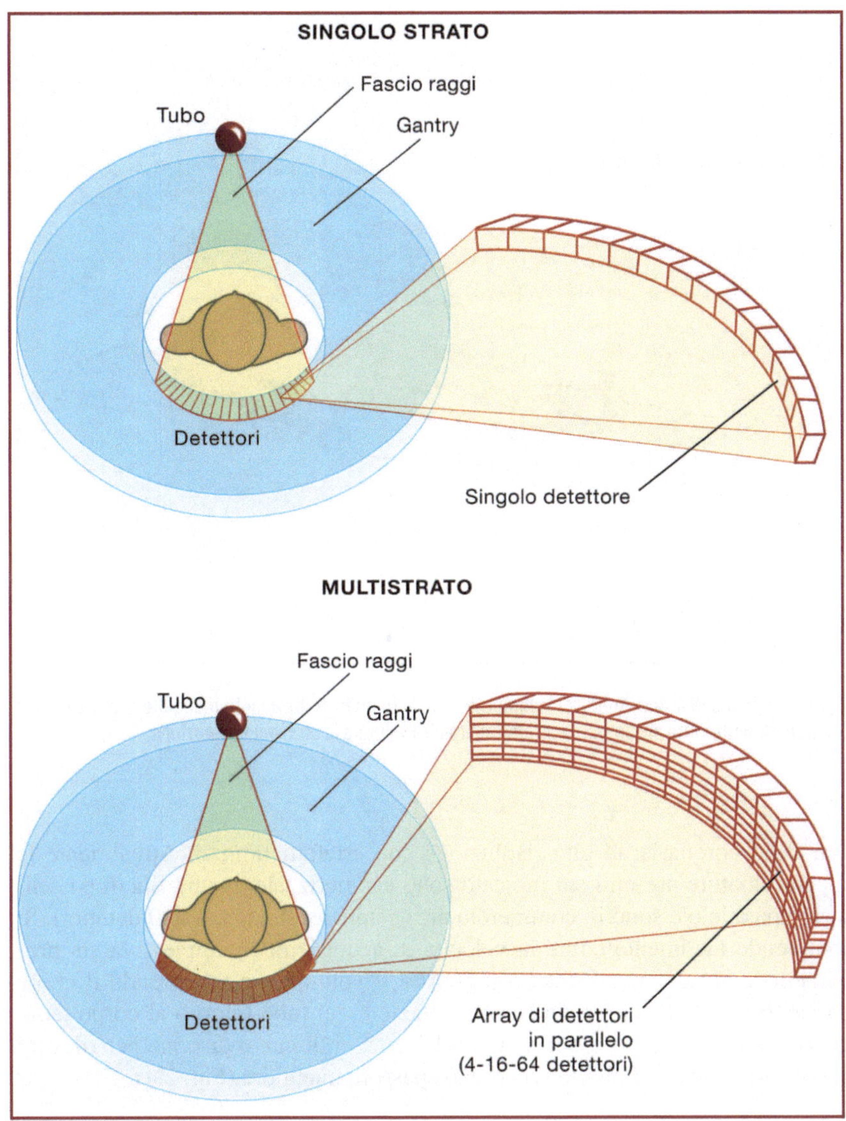

Fig. 2.3. Schema dei detettori a strato singolo e multistrato

lato rispetto al tubo radiogeno, è composta da sensori affiancati, disposti in un *array* (termine tecnico anglosassone molto in voga) ovvero appaiati sull'asse longitudinale. Pertanto il fascio di raggi X, dopo aver attraversato il corpo del paziente, colpisce (è un fascio, non un "pennello" sottile) più sensori (detettori): con una singola emissione di raggi X si ottengono pertanto più immagini in parallelo, più strati del corpo umano. Nelle apparecchiature proposte inizialmente erano presenti 4 detettori in parallelo, sufficienti finalmente a definire immagini cardiache, ma ancora di qualità molto limitata. La vera rivoluzione nell'imaging cardiaco si è avuta con le apparecchiature con un *array* (una fila in parallelo) di 16 detettori, che hanno realmente consentito di ottenere imma-

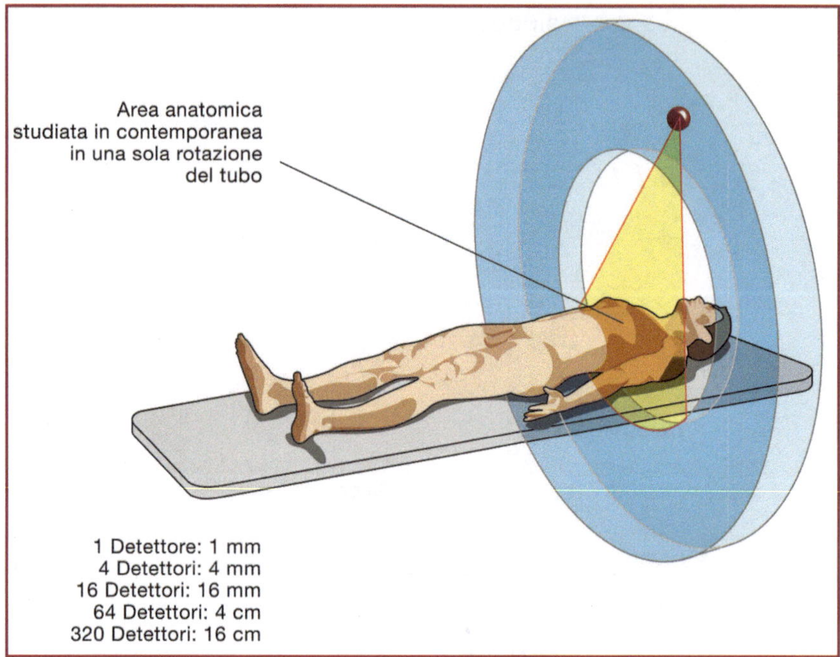

Fig. 2.4. Schema di acquisizione dei volumi con tecnica TC multistrato: quanto maggiore è il numero dei detettori presenti, tanto più ampia sarà l'area anatomica valutata in una singola rotazione

gini delle coronarie ad alta risoluzione con artefatti limitati. Attualmente le apparecchiature presenti sul mercato sono caratterizzate da una fila di 64 sensori in parallelo e sono in commercio anche apparecchiature a 320 detettori. Si comprende facilmente come la velocità di acquisizione complessiva sia proporzionale al numero di detettori: coprire il volume che comprende il cuore (circa 16 cm) richiede un numero di rotazioni del tubo intorno al corpo tanto minore quanto maggiore è il numero dei sensori di cui si dispone per rilevare in contemporanea i dati relativi ad uno spessore maggiore (Fig. 2.4).

Numero di detettori e immagine cardiaca

È opportuno sottolineare che il numero di sensori di acquisizione (detettori) corrisponde ad una fascia (*array*) di una determinata larghezza, ben definibile. In pratica durante una rotazione viene studiato con i raggi X un volume di acquisizione la cui larghezza corrisponde alla larghezza dell'*array* di detettori: se abbiamo un'apparecchiatura da 64 strati, l'*array* di detettori, e quindi il volume di acquisizione, avrà una larghezza di 4 cm. Pertanto per coprire il volume anatomico del cuore, di circa 15-16 cm, occorreranno 4-5 rotazioni intorno al corpo del paziente (ad ogni rotazione si copre un volume che corrisponde a 4 cm di spessore), durante altrettante fasi del ciclo cardiaco (vedremo in seguito che, con la cardiosincronizzazione, acquisiamo i dati solo in una fase, la telediastolica). Con apparecchiature da 128 strati occorre una doppia o tripla rotazione, mentre con apparecchiature da 320 strati, per la prima volta, è possibile ottenere un'immagine del cuore con una singola rotazione. Infatti il volume che viene acquisito (larghezza della fascia, *array* di detettori) è in queste ultime apparecchiature largo 16 cm, una dimensione che copre completamente la regione anatomica corrispondente al volume cardiaco. In questo modo, quindi, l'acquisizione delle immagini avviene esattamente nel momento in cui il cuore è in una fase di maggior riposo, quasi fermo, ovvero nella fase telediastolica. Nell'ambito di una singola rotazione si ottengono tutte le informazioni relative al volume che contiene il cuore e si può costituire un'immagine ferma del cuore, con contenuto diagnostico valido. Se dovessimo invece acquisire le varie fasi del ciclo cardiaco, dalla sistole alla diastole, per effettuare immagini che non sono soltanto morfologiche delle coronarie, ma che diventano anche immagini dinamiche della funzione cardiaca, occorre acquisire durante tutto il ciclo, ricostruendo successivamente immagini in fase sisto-diastolica.

Risoluzione temporale nell'acquisizione delle immagini

Contestualmente a questa corsa alla diretta acquisizione di un numero maggiore di dati, per ridurre i tempi dell'esame e migliorarne la qualità, si è svolta una ricerca ancora più importante per cercare di accelerare i tempi di rotazione del tubo. Questo parametro è infatti fondamentale in quanto rappresenta la vera risoluzione temporale delle apparecchiature in TC. Se avessimo, infatti, il più sofisticato dei sistemi, con acquisizione di 320 sensori (detettori) in contemporanea, non saremmo in grado di congelare l'immagine cardiaca, evitando gli artefatti da movimento, se ad esempio utilizzassimo un tempo di rotazione del tubo intorno al paziente di un secondo, come nelle apparecchiature spirali di prima generazione: non basta captare segnali in contemporanea da più detettori, occorre farlo nella maniera più veloce possibile. Le prime apparecchiature *multislice* che hanno permesso di ottenere immagini cardiache avevano un tempo di rotazione di 0,5 secondi, ancora troppo lente per permettere di fermare il movimento cardiaco. La risoluzione temporale era ancora limitata (equivale alla metà del tempo di rotazione del tubo, quindi ad un quarto di secondo, molto superiore rispetto a quella della coronarografia): erano pertanto frequenti artefatti, con qualità delle immagini piuttosto scarsa.

Le apparecchiature prodotte successivamente hanno potuto garantire un tempo di rotazione di 0,4 secondi e, più di recente, di 0,3 secondi, con risoluzione temporale di 0,150 secondi. Con queste apparecchiature si è ottenuto un drastico miglioramento nella qualità delle immagini e consensualmente un miglioramento dell'affidabilità e dell'accuratezza, come dimostrato dalle ampie esperienze cliniche maturate nel mondo in questi ultimi anni (Fig. 2.5).

Un ulteriore miglioramento si è infine avuto con l'avvento di apparecchiature a doppio tubo: non essendo infatti possibile proporre una riduzione drastica ed ulteriore della velocità di rotazione del tubo, si è deciso di impiantare sulla rotaia due tubi a 90° uno rispetto all'altro (Fig. 2.6). In questo modo, durante la rotazione, ciascun tubo invia radiazioni ad un gruppo di sensori separato e specifico che gli sta davanti, mentre il computer analizza i dati di entrambe le serie di detettori in maniera indifferente, come se provenissero da un unico

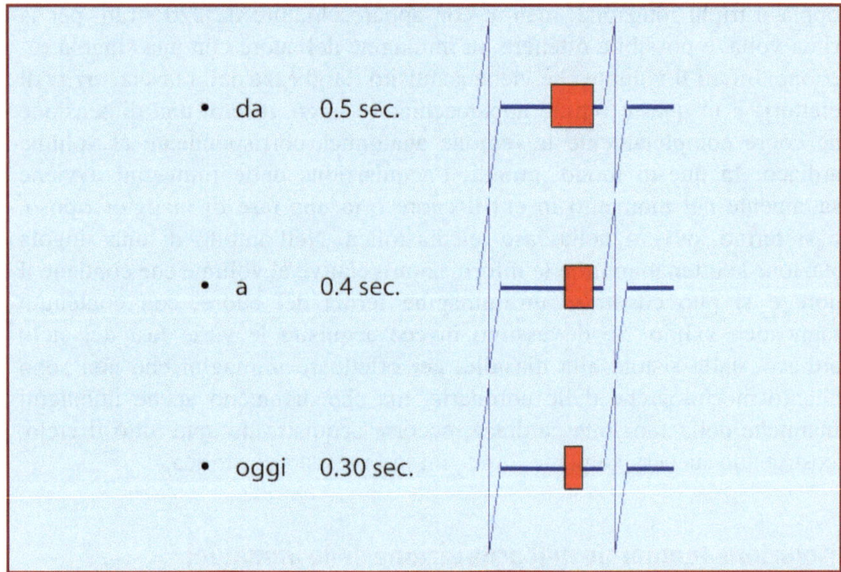

Fig. 2.5. Tempo di rotazione del tubo radiogeno: nella sincronizzazione cardiaca il volume in rosso rappresenta la fase (telediastole) durante la quale vengono acquisiti i dati. Più è rapida l'acquisizione, minori sono le possibilità che si verifichino artefatti

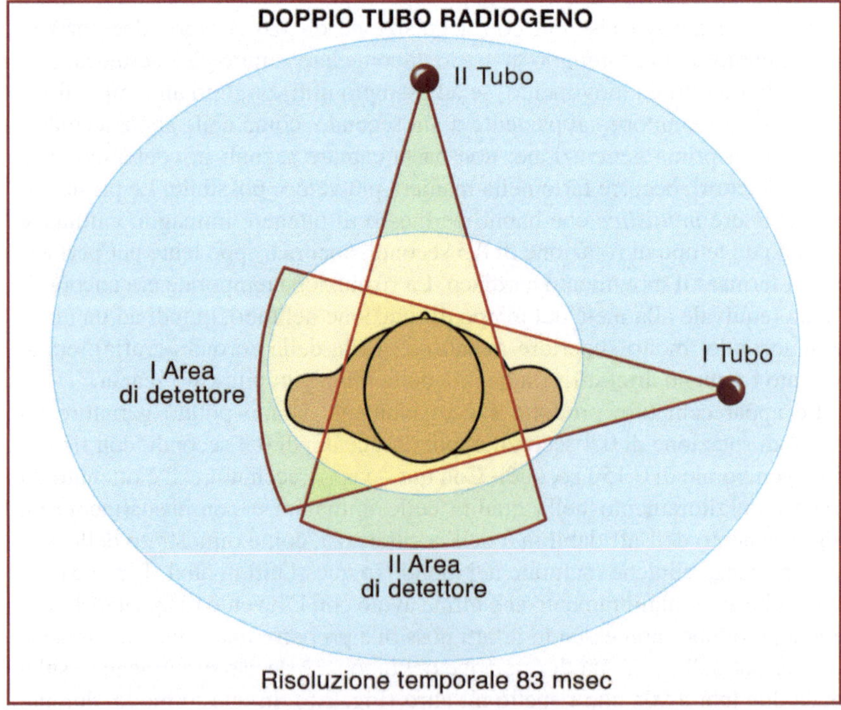

Fig. 2.6. TC con doppio tubo radiogeno. I due tubi, montati sul *gantry* in perpendicolare, emettono radiazioni nello stesso tempo. I dati sono rilevati da due gruppi separati di detettori. Il tempo di acquisizione per una singola rotazione è ridotto della metà

gruppo di sensori. Si intuisce pertanto che, a tutti gli effetti, è come se avessimo ridotto della metà il tempo di rotazione del tubo; la risoluzione temporale scende pertanto a 0,83 secondi, un valore che risulta decisamente valido per "fermare" completamente il movimento cardiaco e per ottenere immagini sempre diagnostiche delle coronarie, anche a frequenze elevate del battito cardiaco.

Tipologia di apparecchiatura e utilizzo clinico

Conviene sottolineare come le apparecchiature iniziali a 4 sensori non avevano prodotto dati di accuratezza significativi nella definizione della malattia aterosclerotica delle coronarie: gli artefatti erano troppo frequenti e importanti e le immagini erano di scarsa qualità per poter definire l'anatomia delle coronarie in maniera adeguata. Le applicazioni di queste apparecchiature erano pertanto limitate alla definizione della pervietà dei by-pass. Con le apparecchiature a 16 sensori e con tempi di rotazione inferiori a 0,4 secondi cambia lo scenario: le esperienze cliniche confermano l'elevata accuratezza della tecnica, sempre riferita superiore al 90%; con queste apparecchiature la TC delle coronarie diviene finalmente una tecnica affidabile e di interesse clinico, cominciando ad assumere un ruolo nella valutazione del paziente con sospetto di malattia aterosclerotica delle coronarie. Vedremo più avanti quali sono gli accorgimenti che sono comunque necessari per ottenere immagini di elevata qualità.

Le apparecchiature a 64 sensori determinano un ulteriore lieve miglioramento della qualità delle immagini e dell'accuratezza. Non si tratta però dello stesso impatto che si è avuto nel passaggio da 4 a 16 strati: una recente *review* degli articoli pubblicati in letteratura con apparecchiature da 16 e da 64 strati dimostra infatti come si sia avuto un miglioramento della sensibilità (in media dall'83 al 93%), mentre la specificità sia rimasta immutata (96%). In realtà la sensibilità con le apparecchiature a 64 strati è attualmente migliorata anche grazie alle migliori conoscenze circa la metodologia di esecuzione dell'esame (per una migliore trattazione, vedi in seguito: bradicardizzazione, impiego di mezzi di contrasto più concentrati, ecc.) e non solo per le migliorate condizioni tecnologiche. È anche migliorata, con le apparecchiature a 64 strati, la risoluzione spaziale e pertanto si è ottenuto un beneficio nello studio degli stent, di difficile valutazione con le apparecchiature a 16 strati.

Con le nuove apparecchiature da 128, 256 o 320 strati, oltre ad una migliorata risoluzione spaziale, si ha la capacità, come già segnalato, di ottenere l'immagine di tutto il cuore in una sola rotazione e limitando pertanto quegli artefatti a scalino che si apprezzano con le apparecchiature a 16 e 64 strati al passaggio tra un volume e l'altro (le singole rotazioni acquisiscono i volumi, come si è detto, di massimo 4 cm e pertanto, per coprire completamente il volume cardiaco, occorre eseguire 4-5 rotazioni). È chiaro che questo affinamento della metodologia nella TC delle coronarie, con la diffusione delle apparecchiature più moderne, porterà probabilmente in futuro a non parlare di strati di acquisizione, ma esclusivamente di apparecchiatura di tomografia computerizzata cardiologica. È possibile, infatti, che con l'ulteriore evoluzione delle tecnologie si arrivi ad una copertura volumetrica ancora maggiore, con quella che viene definita piastra di acquisizione (acquisizione diretta di 512 strati), ipotesi realizzabile sul piano tecnico, anche se con difficoltà correlate con la geometria delle radiazioni (si viene a determinare un'eccessiva divaricazione del fascio radiogeno che deve essere compensato per ottenere le immagini cardiache).

Le apparecchiature a doppio tubo radiogeno non hanno comportato un miglioramento in termini di risoluzione spaziale e di risultati diagnostici, in quanto si basano sulla stessa tecnologia delle apparecchiature a 64 strati. La migliorata risoluzione temporale ha invece consentito valutazioni dettagliate delle arterie coronarie indipendentemente dalla frequenza cardiaca: come discuteremo in seguito, con risoluzione temporale tra 0,4 e 0,3 secondi è sempre necessario bradicardizzare il paziente, mentre l'innovazione dell'apparecchiatura a doppio tubo (rotazione effettiva di 0,165 secondi) porta ad una qualità sempre elevata anche in pazienti tachicardici. Si tratta quindi di apparecchiature che trovano impiego ideale in reparti ospedalieri, in condizioni di emergenza, dove è necessario studiare pazienti con problemi cardiaci in fase acuta, che non possono eseguire una preliminare terapia bradicardizzante.

3

Esame TC delle coronarie

Paolo Pavone

In questo capitolo verranno valutate le tecniche necessarie per ottenere immagini valide, di elevata qualità diagnostica, delle coronarie. Mentre la tipologia di apparecchiatura impiegata è una scelta che coinvolge l'operatore una sola volta (al momento dell'acquisto), l'impiego di procedure ottimali ed idonee lo coinvolge ogni volta che viene eseguito un esame: è pertanto necessario il massimo impegno per ottenere sempre immagini di elevata qualità. Occorre sottolineare un concetto molto importante da tenere presente per essere motivati ad una sempre migliore ed ottimale qualità diagnostica delle immagini acquisite: un esame diagnostico di TC del torace, del ginocchio, dell'encefalo o di altri organi "statici", anche se non di qualità elevata, può comunque portare ad una diagnosi. Al contrario, un esame delle coronarie di scarsa qualità è sempre alterato o da importanti artefatti da movimento o da una scarsa opacizzazione delle coronarie, ed è pertanto inutilizzabile, non consentendo di effettuare alcuna diagnosi. È pertanto necessario far sì, come vedremo in questo capitolo, che durante l'esame venga attuata una metodologia di esecuzione appropriata ed ottimale.

Obiettivi da raggiungere per ottenere un'elevata qualità diagnostica degli esami TC

Eseguire una TC delle coronarie significa raggiungere alcuni obiettivi: il primo è quello di ottenere immagini cardiache nel modo più rapido possibile, utilizzando pertanto, con l'apparecchiatura a disposizione, i protocolli per lo studio delle coronarie, che permettano di ottenere immagini in tempi molto brevi; solo in questo modo si ottiene un congelamento delle immagini cardiache, come discusso nel capitolo precedente.

Il secondo scopo è quello di fare in modo che, durante l'acquisizione dinamica e rapida delle immagini, ci sia, a livello delle coronarie, un'elevata concentrazione di mezzo di contrasto: soltanto l'elevata densità interna alla struttura vascolare permette infatti di osservare le coronarie e di poter valutare la patologia di parete, come vedremo in seguito.

P. Pavone, M. Fioranelli, *Malattia coronarica*. ISBN 978-88-470-0849-6;

Un terzo obiettivo è quello di osservare alcune precauzioni prima dell'esecuzione dell'esame, per ridurre al minimo gli artefatti che sono sempre possibili nell'imaging di un organo in movimento, quale è il cuore: una preparazione all'esame (bardicardizzazione, eventuale sedazione) è spesso fondamentale per il successo dello stesso.

Eseguire una TC delle coronarie significa pertanto acquisire delle immagini veloci durante il passaggio di mezzo di contrasto ad alta concentrazione in un organo in rapido movimento. È utile definire quali sono le procedure da adottare prima dell'esecuzione dell'esame TC delle coronarie: la preparazione del paziente è l'elemento fondamentale per una corretta riuscita dell'indagine.

Preparazione del paziente

Informazione: il consenso informato

Per quanto l'esame TC delle coronarie sia da considerarsi non invasivo, è comunque sempre importante che, nella fase preliminare all'esecuzione dell'esame, ci sia sempre una corretta informazione del paziente. Non è quindi solo necessario che sia compilato il consenso informato, ma rimane fondamentale che il paziente sia coinvolto, soprattutto dal medico curante e dallo specialista, oltre che dal radiologo, nella decisione che ha portato all'indicazione ad eseguire l'esame TC, sia essa per motivi clinici o per diagnosi precoce di malattia coronaria in paziente asintomatico, ma a rischio.

I moduli per il consenso informato contengono informazioni sulla possibilità che il mezzo di contrasto possa dare luogo a fenomeni allergici o di idiosincrasia; spesso queste informazioni sono tuttavia generiche, non esaurienti. È pertanto importante specificare che le evenienze di tipo allergico, con i mezzi di contrasto attualmente a disposizione (mezzi di contrasto non ionici), sono decisamente rare rispetto a quanto avveniva in passato con i mezzi di contrasto ionici. Nello specificare queste informazioni occorre, anche da parte del medico curante, sottolineare che il mezzo di contrasto è a base di iodio, ma che lo iodio è "incapsulato" in una molecola e pertanto non entra nel metabolismo dello iodio tiroideo (non ci sono controindicazioni nel paziente con tireopatia), venendo invece eliminato rapidamente attraverso l'emuntorio renale. Gli eventuali meccanismi allergici non sono correlati all'atomo di iodio, ma alla molecola del mezzo di contrasto, e sono notevolmente ridotti e piuttosto rari con l'impiego delle molecole non ioniche. Non esiste una controindicazione all'esecuzione dell'esame nei pazienti dichiaratamente allergici, nè in quelli che nel corso di un precedente esame avessero già presentato problemi di idiosincrasia al mezzo di contrasto. In questi casi è necessario eseguire una premedicazione cortisonica *per os* nei giorni precedenti l'indagine.

Nella formulazione del consenso informato e nell'informazione rivolta al paziente è infine necessario puntualizzare che l'esame viene eseguito con apparecchiatura che emette radiazioni ionizzanti. Il paziente deve essere conscio che l'esposizione radiogena, soprattutto quando eseguita ripetutamente a tempi brevi, non è scevra da rischi ed occorre cautela in tal senso. Per una disamina dettagliata della problematica si confronti il capitolo dedicato all'esposizione radiogena nel corso dell'esame TC delle coronarie.

Va infine ricordato che, come per altri esami diagnostici con mezzo di contrasto, è necessario che il paziente sia a digiuno da almeno 5 ore, che siano valutati esami di laboratorio che indichino la buona funzionalità renale ed epatica e che sia stato eseguito, preliminarmente all'esame, un elettrocardiogramma. Va infatti segnalato che l'unica controindicazione assoluta all'esecuzione dell'esame TC delle coronarie è rappresentata dall'aritmia non controllabile farmacologicamente.

Bradicardizzazione

Lo studio del cuore, organo in continuo movimento, è reso possibile in TC dalla capacità di "congelare" il movimento cardiaco utilizzando tecniche di rapida acquisizione delle immagini. Con le apparecchiature a 64 strati con singolo tubo, attualmente le più diffuse, la velocità di acquisizione e la risoluzione temporale (circa 165 millisecondi) non sono sufficienti a garantire sempre una staticità dell'immagine delle coronarie; è necessario che si acquisiscano le immagini TC in maniera dinamica, ma con una frequenza cardiaca ridotta e controllata farmacologicamente. I risultati migliori si ottengono con frequenza di 55-60 battiti al secondo. Solo in questo modo si ottiene una finestra temporale adeguata, durante la fase telediastolica, durante la quale il movimento cardiaco è minimo, se non assente, e durante la quale viene eseguita l'acquisizione (Fig. 3.1). È pertanto comprensibile come i ricercatori, che per primi hanno eseguito esami diagnostici delle coronarie, abbiano voluto indi-

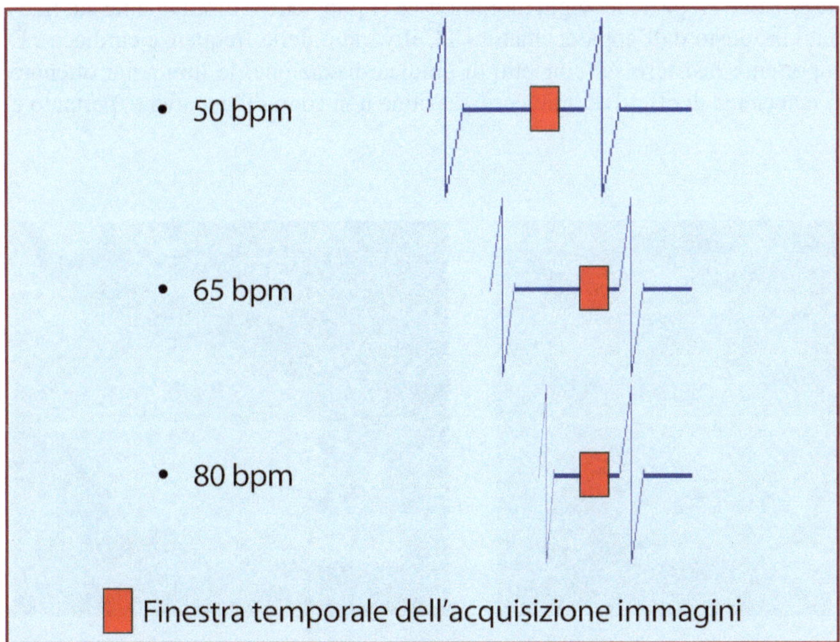

Fig. 3.1. Schema della finestra temporale di acquisizione dati. Con frequenze cardiache più basse si allarga la finestra temporale, con conseguente riduzione della possibilità di artefatti

care la bradicardizzazione indotta farmacologicamente come un requisito fondamentale per ottenere immagini diagnostiche. È un concetto già ripetutamente segnalato: un'immagine non perfetta di un organo statico è comunque quasi sempre in grado di consentire la diagnosi al radiologo; al contrario, un'immagine "mossa" delle coronarie non è realmente leggibile e non consente di fornire la diagnosi. Nella Figura 3.2 è possibile vedere, sulla sinistra, la ricostruzione bidimensionale di un'arteria coronaria discendente anteriore in un paziente con 72 bpm; in questo caso la diagnosi è assolutamente incerta, non essendo possibile definire il profilo del vaso e determinare l'eventuale presenza di placche coronariche per mancanza del dettaglio anatomico dell'immagine. Al contrario, nell'immagine sulla destra, dopo avere indotto bradicardizzazione, la visualizzazione della coronaria è chiara, ben definita e si può rilevare il lume vascolare e l'eventuale placca parietale nel caso di presenza di malattia aterosclerotica.

La bradicardizzazione può essere indotta, dopo avere valutato il ritmo cardiaco di base del paziente e solo se superiore a 65 bpm, in due modi: per via orale e per via endovenosa. Nella nostra esperienza prediligiamo la preparazione per via orale: si somministra al paziente una compressa di beta bloccante (in una delle formulazioni chimiche più diffuse ed impiegate nella pratica medica corrente, ad esempio metoprololo) 45-60 minuti prima dell'esame. Il farmaco ha un'azione generalmente rapida e consente di raggiungere una bradicardizzazione adeguata, con frequenza che in genere si stabilizza intorno ai 50-60 bpm. Nel secondo caso, dopo avere incannulato la vena antecubitale (la stessa che serve per la somministrazione del mezzo di contrasto) si introduce lentamente il farmaco bradicardizzante che ha un tempo di azione molto rapido. Non appena la frequenza scende al valore desiderato si esegue l'esame diagnostico (il paziente è gia monitorato e si può vedere direttamente sul tracciato proposto dall'apparecchiatura TC il variare della frequenza cardiaca). È importante insistere sul concetto di bradicardizzazione: le immagini ottenute in mancanza di effettiva bradicardizzazione non sono diagnostiche, pertanto è

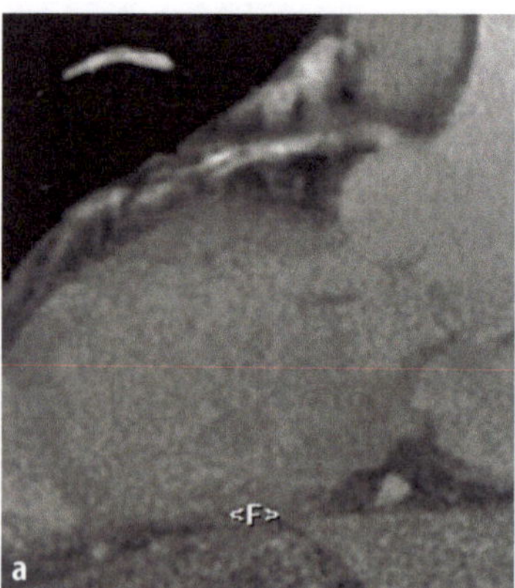

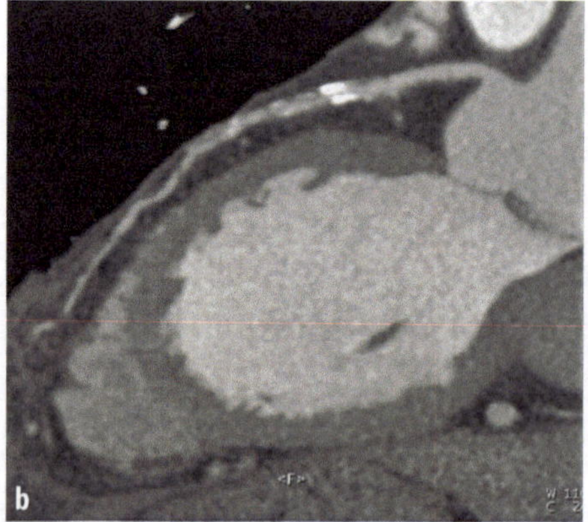

Fig. 3.2 a, b. Immagine acquisita a 75 bpm (**a**) e, successivamente, a 62 bpm (**b**) con ripetizione della iniezione del mezzo di contrasto. **b** Gli artefatti da movimento rendono l'immagine illeggibile ed inutilizzabile a fini diagnostici

sempre necessario valutare, al termine dell'acquisizione, la qualità delle immagini acquisite e, in caso di artefatti significativi, occorre ripetere subito, dopo ulteriore e valida bradicardizzazione, l'acquisizione delle immagini (e consensualmente l'introduzione del mezzo di contrasto, come vedremo di seguito) per ottenere, seppure in un secondo momento, immagini che consentano di raggiungere la diagnosi.

La frequenza cardiaca, secondo l'esperienza corrente di qualunque medico, è spesso correlata alla condizione emotiva che vive il paziente: frequentemente, nonostante un'efficace bradicardizzazione farmacologica, al momento della preparazione sul lettino TC o all'atto dell'introduzione del mezzo di contrasto, il paziente avverte una sensazione di disagio che lo porta ad uno stato di inquietudine, con consensuale incremento della frequenza cardiaca. In questi casi aiuta molto una preparazione farmacologia all'esame che preveda anche la somministrazione di un ansiolitico. Nella nostra esperienza utilizziamo l'ansiolitico solo in casi particolari, con iniezione endovenosa eseguita subito prima dell'introduzione del mezzo di contrasto. L'effetto ansiolitico è di breve durata e non compromette la capacità del paziente di collaborare nel corso dell'esame, consentendogli di mantenere l'apnea e di seguire attentamente le indicazioni che gli vengono fornite dal medico che esegue l'esame. La scarsa capacità del farmaco di limitare lo stato di coscienza permette il rapido ripristino delle condizioni iniziali al termine dell'esame ambulatoriale.

Va ricordato, infine, che con le apparecchiature a doppio tubo, con risoluzione temporale di 83 millisecondi, il problema della bradicardizzazione non si pone: la finestra temporale di acquisizione delle immagini in fase telediastolica è talmente breve che anche con frequenze elevate si hanno risultati clinici diagnostici.

Esecuzione dell'esame

Iniezione del mezzo di contrasto

Rappresenta uno dei cardini dell'esame TC delle coronarie: la qualità delle immagini varia moltissimo al modificarsi di alcuni parametri correlati all'introduzione del mezzo di contrasto. Il motivo dell'influenza della modalità dell'iniezione del mezzo di contrasto sulla qualità delle immagini è comprensibile: la visualizzazione delle coronarie si ottiene proprio aumentando (temporaneamente, durante il passaggio del mezzo di contrasto) la densità radiografica del contenuto ematico, ovvero del sangue misto a mezzo di contrasto, che riempie le coronarie in quel dato momento. Si passa cioè dal valore di densità del sangue di circa 40-50 unità Hounsfield al valore di 300, 400 ed anche 500 unità Hounsfield durante il passaggio del mezzo di contrasto. Ricordiamo che i valori delle unità Hounsfield sono standard, con 0 per la densità dell'acqua, 1000 per l'osso compatto e -1000 per l'aria. Maggiore è la densità del contenuto delle coronarie (sangue misto a mezzo di contrasto) durante l'acquisizione delle immagini, maggiore sarà la qualità delle immagini ottenute. Sono diversi i parametri che permettono di ottenere questo risultato, ovvero un'elevata e costante concentrazione di mezzo di contrasto durante la fase di acquisizione delle immagini in tomografia computerizzata delle coronarie.

Velocità di iniezione del mezzo di contrasto: ridurre la resistenza e sfruttare l'anatomia venosa del braccio

L'iniezione del mezzo di contrasto viene effettuata attraverso un iniettore automatico (Fig. 3.3) che consente di raggiungere una velocità di iniezione adeguata. Un'ulteriore accortezza consiste nell'utilizzare iniettori a doppia siringa che consentono, al termine ed immediatamente dopo l'iniezione del bolo di mezzo di contrasto, di far seguire un bolo di soluzione fisiologica, alla stessa velocità ed in quantità adeguata, per spingere nell'ambito della vena periferica il mezzo di contrasto, permettendo pertanto un più adeguato e facile raggiungimento delle cavità destre cardiache e mantenendo la compattezza del bolo di mezzo di contrasto. Questo è un concetto molto valido ed importante: trattandosi di un'iniezione inerte di soluzione fisiologica che non determina alcun effetto emodinamico, è utile eseguirla con quantità adeguate. Nella nostra esperienza preferiamo "eccedere" nella dose di soluzione fisiologica, iniettando fino a 80-100 mL, che consentono di "spingere" in maniera più adeguata e completa il bolo di mezzo di contrasto. Nell'immagine assiale (Fig. 3.4) si vede bene come, dopo l'iniezione del mezzo di contrasto, si ottiene una forte opacizzazione delle cavità sinistre del cuore (valore elevato di densità, con immagine chiara) ed una bassa densità delle cavità destre, "lavate" dalla soluzione fisiologica.

L'effettiva velocità di iniezione del mezzo di contrasto dipenderà tuttavia anche dalla resistenza offerta dall'ago inserito nella vena antecubitale. Per ottenere che la velocità di iniezione effettivamente raggiunta sia mantenuta a livello della vena, occorre compiere due accorgimenti importanti: il primo è quello di ridurre la resistenza (il mezzo di contrasto è peraltro un liquido molto viscoso), mediante l'introduzione di un'agocannula di grosso calibro, poiché con agocannula sottile non è possibile raggiungere un flusso adeguato.

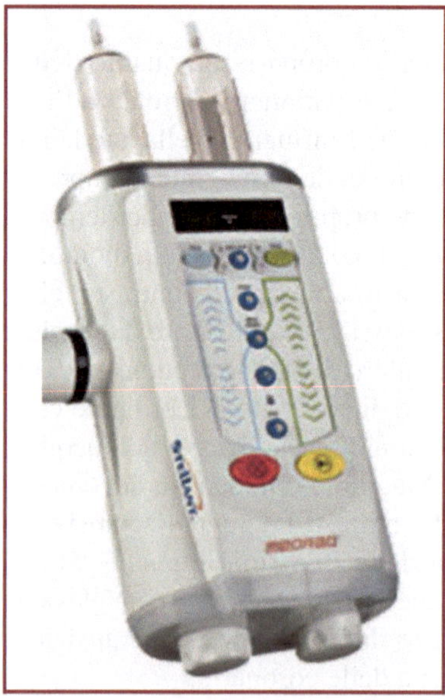

Fig. 3.3. Iniettore di mezzi di contrasto (Medrad, Inc., USA)

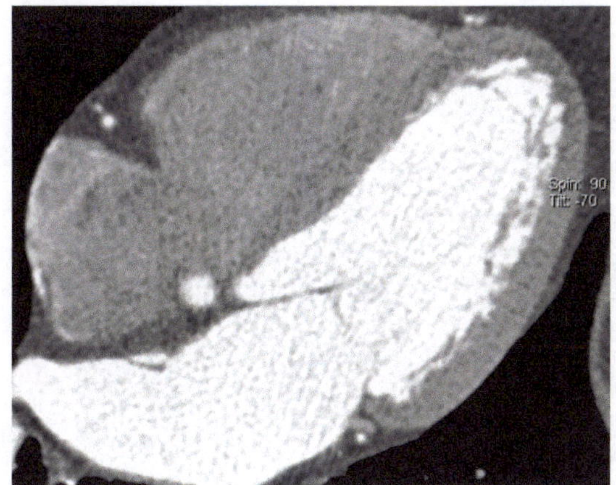

Fig. 3.4. Alta concentrazione di mezzo di contrasto nelle cavità di sinistra del cuore (chiare); cavità di destra 'lavate' dal bolo di fisiologica ed ipodense

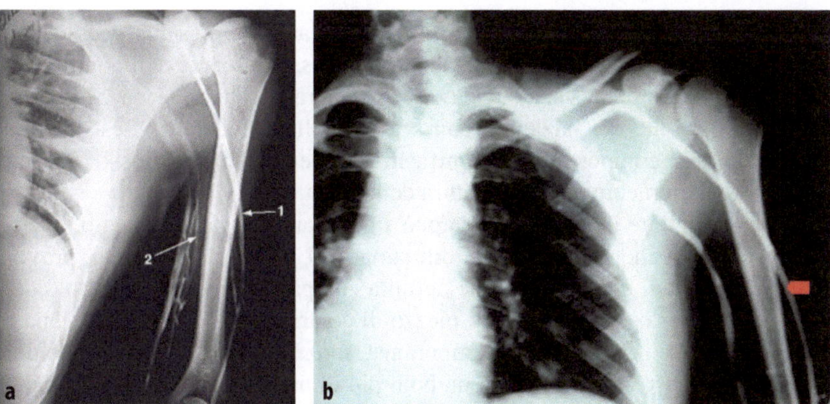

Fig. 3.5 a, b. Anatomia delle vene del braccio: vena basilica mediale a decorso diretto. Si noti l'angolazione del deflusso della vena cefalica (laterale, *freccia*) a livello della vena succlavia. *1*, vena cefalica; *2*, vena basilica

È pertanto necessario introdurre una cannula da 18G o, come nella nostra esperienza, anche da 16G. In questo modo la resistenza effettuata dall'agocannula viene ridotta al minimo e non sono presenti rallentamenti del flusso. Il secondo accorgimento è quello di introdurre l'agocannula in una vena che conduca nella maniera più diretta il mezzo di contrasto all'atrio destro. L'anatomia delle vene della regione antecubitale è abbastanza semplice (Fig. 3.5): le due vene principali sono rappresentate dalla vena basilica, medialmente, e dalla vena cefalica, a decorso laterale. La vena basilica si continua direttamente con la vena omerale e, a sua volta, sempre direttamente, con la vena ascellare, la succlavia e quindi con il tronco anonimo che raggiunge l'atrio destro. È pertanto un canale venoso diretto, privo di valvole che possano rallentare il flusso ed è il passaggio venoso profondo più importante e continuo del braccio.

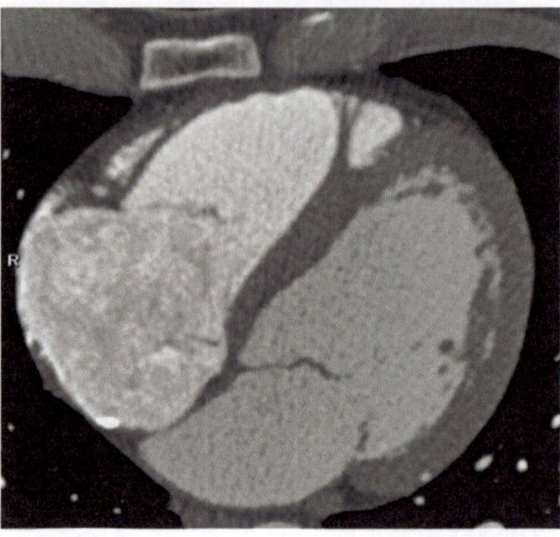

Fig. 3.6. Iniezione di mezzo di contrasto in vena cefalica. Flusso rallentato, con conseguente diluizione del bolo ed evidenza di residua opacizzazione delle cavità cardiache di destra

Al contrario, la vena cefalica ha un decorso laterale, presenta spesso, nel suo decorso, valvole che possono rallentare il flusso del mezzo di contrasto e defluisce a livello della vena succlavia in maniera non diretta, ma ad angolo retto. La posizione del paziente, con braccia sollevate durante l'esecuzione dell'esame, può comportare un significativo rallentamento di flusso, dovuto ad ulteriore incremento dell'angolatura della vena.

Pertanto iniettare in vena cefalica può significare una rallentamento ematico significativo, che comporta una diluizione del mezzo di contrasto, provocando la perdita di quella che viene definita compattezza del bolo (il bolo del mezzo di contrasto è la quantità di mezzo di contrasto che si inietta in vena e che deve defluire in maniera contemporanea, senza essere diluito, a livello del sistema sia venoso che arterioso): un bolo più diluito significa minore densità del mezzo di contrasto all'interno prima delle vene e, dopo il passaggio attraverso il circolo polmonare, delle arterie.

Per riassumere, è fondamentale introdurre un'agocannula di grosso calibro all'interno della vena basilica. Per capire meglio quanto possa influire la posizione dell'ago, nella Figura 3.6 si dimostra una sezione assiale ottenuta in un paziente con iniezione in vena cefalica, dove si vede l'effetto della diluizione e della minore compattezza del bolo che fa sì che ci sia contemporanea opacizzazione delle cavità cardiache di destra e di sinistra, con una minore densità assoluta in entrambe le sezioni cardiache.

Modalità di somministrazione del mezzo di contrasto: velocità del flusso e quantità di mezzo di contrasto

L'iniezione del mezzo di contrasto può essere eseguita a diverse velocità di flusso. In letteratura viene quasi sistematicamente utilizzata una velocità di iniezione che varia tra 3 e 5 mL al secondo. Nella nostra esperienza abbiamo invece pensato di utilizzare una velocità di flusso superiore, 8 mL al secondo. Lo scopo di una velocità maggiore è quello di rendere il bolo del mezzo di contrasto più compatto (la compattezza del bolo è definita da una curva che

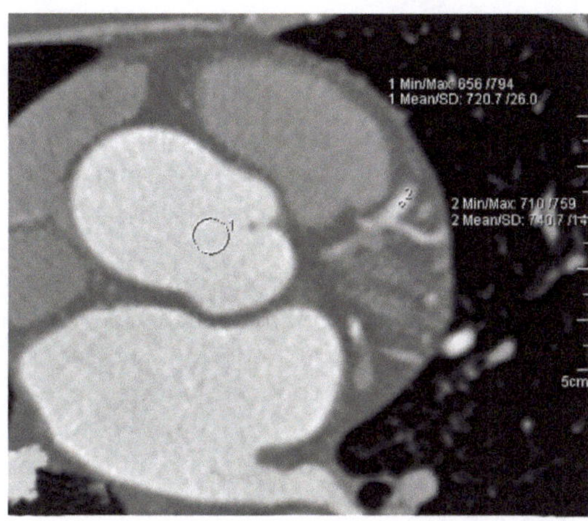

Fig. 3.7. Iniezione appropriata di mezzo di contrasto, con flusso elevato in vena basilica. La densità misurata a livello dell'aorta è di 720 unità Hounsfield

dimostra il tempo di iniezione, basandosi sul rapporto tra la velocità e la quantità del mezzo di contrasto iniettato). Con una velocità maggiore si ottiene una maggiore compattezza del bolo di mezzo di contrasto, raggiungendo più facilmente lo scopo di mantenere un'elevata densità anche nella sua fase di passaggio arterioso. In letteratura la concentrazione che si raggiunge a livello dell'aorta durante gli esami coronarografici (equivalente pertanto alla concentrazione che si raggiunge in corrispondenza delle coronarie) viene descritta intorno a valori di 300 unità Hounsfield. Utilizzando la procedura descritta, ovvero con una sempre molto rapida infusione di mezzo di contrasto, nella nostra esperienza raggiungiamo valori di unità Hounsfield di 450-500 ed anche superiori (Fig. 3.7).

La qualità delle immagini è direttamente correlata con la possibilità di dimostrare un'alta concentrazione di mezzo di contrasto e quindi un'alta densità nella ricostruzione delle immagini stesse. Questo dato è stato validato anche da Autori austriaci (Schueller e coll., 2006) che hanno dimostrato come, nella valutazione delle neoplasie pancreatiche, l'impiego di un maggior flusso di iniezione del mezzo di contrasto (8 mL al secondo), porti ad una maggiore densità del parenchima ed ad una migliore delineazione delle lesioni neoplastiche. Utilizzando una velocità maggiore si ottiene pertanto una maggiore densità arteriosa anche a livello delle coronarie, con migliore visualizzazione delle strutture vascolari nelle ricostruzioni tridimensionali.

La quantità di mezzo di contrasto da iniettare in bolo varia tra gli 80 ed i 100-120 mL. La durata dell'iniezione del mezzo di contrasto è di circa 8-10 secondi. La quantità iniettata viene definita anche in base al tipo di apparecchiatura di cui si dispone. Con quelle a 16 strati la durata dell'acquisizione delle immagini è maggiore (circa 15 secondi) e occorre far sì che il bolo raggiunga continuativamente, per un periodo adeguato, le arterie: è quindi necessario utilizzare una quantità di contrasto maggiore (circa 120 mL); con le apparecchiature a 64 strati la velocità di acquisizione delle immagini è minore ed è sufficiente un bolo di 70-80 mL per mantenere sempre alta, durante l'acquisizione delle immagini, la densità ematica a livello delle coronarie.

Caratteristiche e concentrazione del mezzo di contrasto

Un ulteriore parametro da considerare è la concentrazione del prodotto impiegato, che correla direttamente con la densità ematica misurata a livello delle arterie coronarie. Maggiore è la concentrazione di iodio contenuta nella soluzione del mezzo di contrasto impiegata, maggiore sarà la densità a livello periferico.

Attualmente viene impiegato un mezzo di contrasto non ionico, a base di iodio (triiodato su anello benzenico). Sono disponibili anche mezzi di contrasto con doppio anello benzenico (sei atomi di iodio per molecola) (Fig. 3.8). La concentrazione di iodio dei mezzo di contrasto più frequentemente impiegati è di 350-400 mg di iodio per 100 mL di soluzione. Maggiore è la concentrazione della soluzione di mezzo di contrasto impiegato, maggiore sarà la densità che viene raggiunta a livello ematico, a parità di volume e di flusso dell'iniezione. È pertanto consigliabile utilizzare sempre il mezzo di contrasto a concentrazione maggiore. La maggiore viscosità dei prodotti a più alta concentrazione non rappresenta un problema al momento dell'iniezione se si utilizza un'agocannula di grosso calibro, come descritto più sopra.

I mezzi di contrasto non ionici forniscono una valida opacizzazione delle strutture arteriose dopo iniezione endovenosa periferica e sono caratterizzati da una notevole stabilità della molecola, che viene prontamente eliminata

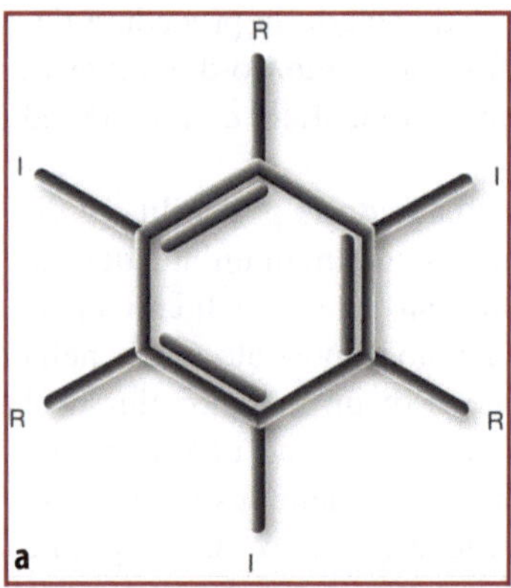

Fig. 3.8 a, b. Schema di mezzi di contrasto non ionici a singolo (**a**) e doppio anello benzenico (**b**)

attraverso l'emuntorio renale. La caratteristica dei mezzi di contrasto non ionici è di possedere una bassa osmolarità (circa 600 mOsm/L, contro il valore di 1000-1200 dei mezzi di contrasto iodati ionici, attualmente non più impiegati per l'elevata capacità di indurre reazioni allergiche o di determinare significativa chemiotossicità). I mezzi di contrasto con doppio anello benzenico riducono ulteriormente l'osmolarità (300 mOsm/L, praticamente isoosmolari nei confronti del plasma umano). Tuttavia con questo tipo di mezzo di contrasto non si è ottenuta una significativa ulteriore riduzione della frequenza di fenomeni allergici ed inoltre questo tipo di mezzo di contrasto è caratterizzato da una viscosità nettamente maggiore, pertanto non permette di raggiungere velocità adeguate per mantenere il bolo compatto, come richiesto dall'esame TC delle coronarie.

Il tipo di eventi avversi (reazioni di tipo pseudo-allergico o chemiotossico) correlati all'uso dell'uno e dell'altro mezzo di contrasto (a singolo o doppio anello benzenico) non sono significativamente diversi. Pertanto la scelta del tipo di mezzo di contrasto spetta al radiologo che deve identificare quale molecola utilizzare. In genere sono preferiti, per una maggiore praticità e per la maggiore concentrazione, mezzi di contrasto non ionici con singolo anello benzenico, ad elevata concentrazione, preferibilmente a 400 mg di iodio per 100 mL di soluzione.

Le procedure descritte per l'iniezione del mezzo di contrasto (rapida infusione di un bolo ad alta concentrazione, seguito da un bolo di soluzione fisiologica) consentono di ottenere un'elevata concentrazione in corrispondenza delle strutture arteriose ed, in particolare, delle coronarie.

Ottimizzazione dei tempi di acquisizione delle immagini delle coronarie

Ricordiamo che le apparecchiature di tomografia computerizzata per lo studio delle coronarie hanno un sistema automatico per riconoscere l'arrivo del mezzo di contrasto in corrispondenza del letto arterioso. L'acquisizione tridimensionale che viene eseguita a livello delle camere cardiache deve infatti iniziare soltanto quando il bolo di mezzo di contrasto, iniettato per via endovenosa periferica, raggiunge il sistema arterioso. Questo tipo di metodica viene definita *bolus tracking*, ovvero ricerca del bolo iniettato. In pratica l'apparecchiatura consente di definire un'area all'interno dell'aorta nell'ambito della quale viene misurata ogni secondo la densità del sangue, dal momento in cui inizia l'iniezione del mezzo di contrasto.

Nel momento in cui il bolo di mezzo di contrasto, iniettato a livello delle vene periferiche, raggiunge l'aorta si osserva un incremento della concentrazione del mezzo di contrasto stesso, con consensuale incremento del valore di densità del sangue (che, ricordiamo, è di circa 50 unità Hounsfield). Non appena questo valore raggiunge le 100 unità Hounsfield, per via dell'arrivo del mezzo di contrasto a livello arterioso, automaticamente viene iniziata l'acquisizione volumetrica tridimensionale a livello delle camere cardiache, quindi durante la fase di massima opacizzazione delle coronarie con mezzo di contrasto.

Corretta procedura di iniezione del mezzo di contrasto

Questi concetti di procedura di iniezione del mezzo di contrasto e dell'acquisizione rapida, durante la fase arteriosa di massima opacizzazione delle arterie coronarie, sono fondamentali per comprendere come la tecnica di TC coronarica dipenda da una corretta esecuzione dell'esame e sia pertanto, in larga parte, anche operatore-dipendente. Iniettare a concentrazioni minori o velocità minori comporta immediatamente una riduzione della qualità delle immagini e può inficiare il risultato, portando alla mancata visualizzazione di eventuali placche coronariche.

In caso di insufficienza cardiaca il bolo iniettato viene diluito a livello delle camere cardiache in quanto non è inviato alle strutture arteriose con la stessa forza propulsiva che si apprezza in pazienti con gittata cardiaca normale. Queste problematiche possono a volte ridurre la qualità delle immagini ottenute, ma in realtà, con l'attuale tecnologia, è sempre possibile ottenere una densità sufficiente per permettere di ricostruire immagini che siano valide dal punto di vista diagnostico e che permettano di valutare le arterie coronarie in maniera adeguata.

Le procedure per l'iniezione del mezzo di contrasto che mirano ad avere un'alta quantità di iodio, e quindi un'alta densità a livello arterioso durante l'acquisizione, sono valide anche per ottenere immagini di funzionalità ventricolare. Sempre con acquisizione cardiosincronizzata si ottengono immagini complete di tutte le camere cardiache, permettendo pertanto anche valutazioni dinamiche nelle diverse fasi sisto-diastoliche: è comunque sempre necessario che negli istanti in cui si ottiene l'immagine cardiaca ci sia, a livello delle coronarie, un adeguato, completo riempimento con mezzo di contrasto ad elevata concentrazione ed in bolo compatto.

Cardiosincronizzazione delle acquisizioni

L'acquisizione del pacchetto dati (volume di informazioni disponibili al computer per la successiva elaborazione) avviene da parte dell'apparecchiatura durante il passaggio del mezzo di contrasto a livello delle arterie coronarie. Questi dati, successivamente elaborati per la ricostruzione di immagini, vengono acquisiti con la tecnica di cardiosincronizzazione. L'apparecchiatura di TC, contemporaneamente all'acquisizione dei dati radiologici durante la rotazione del tubo, acquisisce anche, in parallelo, il tracciato elettrocardiografico del paziente e lo memorizza (Fig. 3.9). Il computer, dopo avere acquisito i dati, li rielabora e ricostruisce immagini soltanto in una fase del ciclo cardiaco corrispondente alla telediastole, quando il cuore è praticamente fermo. I dati rimanenti vengono cancellati.

Per coprire il volume corrispondente all'ombra cardiaca con le apparecchiature a 64 strati è necessario utilizzare dati corrispondenti a più fasi telediastoliche. Nell'apparecchiatura a 64 strati il volume di ciascuna fase telediastolica corrisponde a circa 4 cm. Nell'acquisizione completa occorre pertanto ottenere dati che corrispondono a circa 4-5 fasi telediastoliche. L'immagine completa di tutto il cuore è pertanto data, in maniera quasi artificiale, dalla somma di singole immagini e di singoli volumi, che corrispondono ciascuno ad una fase telediastolica diversa; è possibile avere un'idea visiva diretta dei

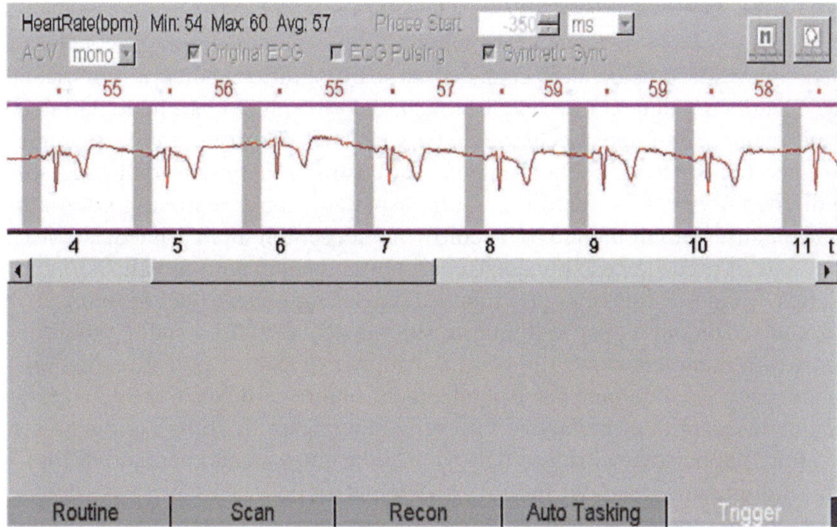

Fig. 3.9. Tracciato elettrocardiografico rilevato dall'apparecchiatura durante l'acquisizione dei dati. Le fasce grigie rappresentano le finestre temporali telediastoliche durante le quali vengono ricostruite le immagini

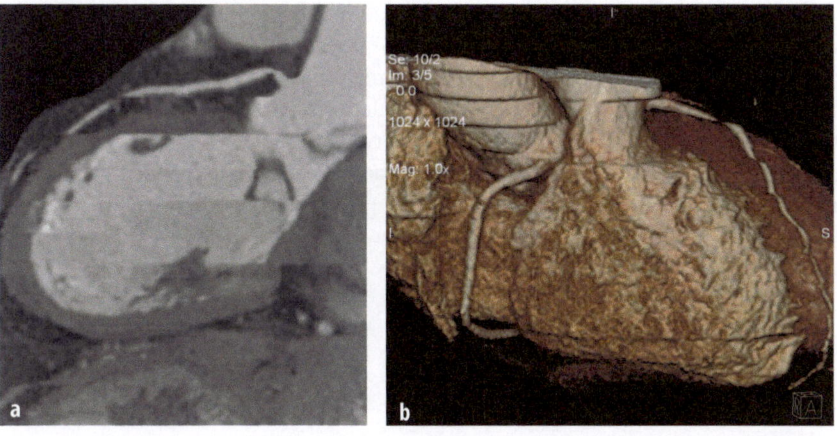

Fig. 3.10. Immagini bi- e tridimensionali con grossolani artefatti a scalino dei singoli volumi acquisiti

singoli volumi quando, in presenza di irregolarità della frequenza cardiaca, si hanno artefatti durante la ricostruzione delle immagini, con "scalini" che separano i singoli volumi (Fig. 3.10).

La critica che viene mossa a questo tipo di acquisizione cardiosincronizzata è di emettere raggi X durante tutte le fasi del ciclo cardiaco per poi sfruttare soltanto i dati corrispondenti alla fase telediastolica per la ricostruzione delle immagini: si ha pertanto un'esposizione radiogena notevole per poi sfruttare soltanto in modo parziale i dati acquisiti. È stata di recente proposta una tecnica di acquisizione dati che prevede, al contrario della tecnica sopra descritta di cardiosincronizzazione retrospettiva, una tecnica di cardiosincronizzazione prospettica, ovvero che avviene preliminarmente all'acquisizione dei dati. Con questa tecnica (definita *snap and shoot*) viene acquisito un piccolo volume nella sola fase telediastolica, emettendo raggi X solo ed esclusivamente quando il tracciato elettrocardiografico indica al computer che è stata raggiunta la fase telediastolica. Questo singolo pacchetto dati non è sufficiente, con l'apparecchiatura a 64 strati, per ricostruire tutto il volume cardiaco (consentendo esclusivamente di ricostruire un volume dello spessore di circa 4 cm). È pertanto necessario aspettare, spostare il lettino di 4 cm ed acquisire i dati di un nuovo piccolo volume, sempre in fase telediastolica, contiguo al precedente (si acquisiscono pertanto immagini assiali, non con tecnica spirale di rotazione del tubo durante il movimento del lettino e del paziente). Con circa quattro di queste singole acquisizioni assiali è possibile ricostruire completamente l'immagine tridimensionale di tutto il cuore, andando a coprire il volume corrispondente all'ombra cardiaca. Grazie a questa tecnica la quantità di radiazioni che vengono emesse dal tubo radiogeno ed assorbite dal paziente si riduce dell'80% circa, consentendo pertanto di limitare, o eliminare quasi del tutto, la problematica dell'eccessiva esposizione del paziente (per una miglior trattazione, confronta il Capitolo 15, paragrafo "Dose radiogena utilizzata in TC").

Anche con l'utilizzo di apparecchiature da 320 strati di acquisizione, recentemente proposte, si utilizza la tecnica prospettica con notevole riduzione dell'esposizione radiologica: con questo tipo di apparecchiatura è infatti sufficiente una sola rotazione intorno al corpo del paziente per acquisire i dati relativi al volume anatomico che contiene il cuore, durante la fase telediastolica. L'acquisizione copre infatti 16 cm in una sola rotazione e l'emissione di raggi X avviene esclusivamente in fase telediastolica, eliminando quasi del tutto pertanto la possibilità di artefatti da ricostruzione, riducendo di conseguenza in maniera drastica l'esposizione radiogena del paziente (oltre l'80% in meno rispetto alle tecniche normali).

4

Ricostruzione delle immagini

Paolo Pavone

Immagini tridimensionali

La tomografia computerizzata delle arterie coronarie è una tecnica di imaging tridimensionale. Le informazioni ottenute in fase di acquisizione, pertanto, non sono immediatamente evidenti all'operatore, ma sono rappresentate da una serie di dati acquisiti dal computer e utilizzati per ricostruire, solo in una seconda fase di elaborazione alla console, immagini che consentano di visualizzare, nei differenti piani dello spazio, le arterie coronarie.

Le coronarie sono delle strutture mobili, tortuose, a volte difficili da identificare. Abbiamo già riconosciuto come la mobilità delle coronarie venga ridimensionata ed annullata dall'acquisizione cardiosincronizzata che, in maniera "falsa", artificiosa, rende statico un organo in movimento quale è il cuore.

Il requisito fondamentale per poter identificare e, di conseguenza, visualizzare le coronarie nelle immagini del volume acquisito è rappresentato dal fatto che le arterie coronarie, durante l'acquisizione in TC, hanno una densità diversa da quella delle rimanenti strutture anatomiche contigue. Questo si ottiene, come si è detto, utilizzando il mezzo di contrasto che le opacizza e le rende evidenti (in termini radiologici) nei confronti del tessuto adiposo contiguo (epicardico) che ha invece una densità molto bassa, negativa, tra –50 e –100 unità Hounsfield. Questo requisito è fondamentale per comprendere come avviene la ricostruzione tridimensionale delle immagini: solo le strutture che hanno una forte differenza di densità da quelle contigue possono essere evidenziate con le tecniche di ricostruzione tridimensionale, così come avviene per le ossa.

La ricostruzione delle immagini anatomiche, a partire dai dati "grezzi" tridimensionali acquisiti dalla TC, può avvenire sfruttando dei complessi software che prendono in considerazione i dati presenti in piani interni al volume (tecniche planimetriche), o nella loro interezza i dati contenuti nel volume tridimensionale in esame (tecniche volumetriche).

P. Pavone, M. Fioranelli, *Malattia coronarica*. ISBN 978-88-470-0849-6;

Tecniche planimetriche

La prima visualizzazione che viene sempre effettuata dall'apparecchiatura, non appena acquisito il pacchetto dati che corrisponde alla regione anatomica dell'ombra cardiaca, è quella di mostrare delle immagini assiali (Fig. 4.1) di 1 mm di spessore o meno, contigue, che corrispondono alle tipiche immagini assiali della TC e contengono pertanto al loro interno le strutture anatomiche vascolari mediastiniche in fase di opacizzazione arteriosa e con esse anche le arterie coronarie. Ad un occhio non esperto questo tipo di imaging sembra di difficile interpretazione. In realtà i radiologi, da molti anni, sono stati abituati alla visualizzazione delle immagini su piani assiali della tomografia computerizzata e pertanto dispongono, nelle immagini assiali contigue, di uno strumento utile per una prima definizione e valutazione, di facile utilizzo, delle arterie coronarie, documentando immediatamente l'eventuale presenza di patologia di parete.

Multiplanar reformatting (MPR)

Con l'impiego di un software di ricostruzione tridimensionale si valutano le immagini utilizzando la tecnica planimetrica della riformattazione su piani multipli (*multiplanar reformatting*, MPR). Questa tecnica planimetrica consente di avere contemporaneamente la visualizzazione immediata non soltanto del piano assiale, ma dei tre piani dello spazio: assiale, coronale e sagittale (Fig. 4.2). Il radiologo, nell'interpretazione delle immagini, utilizza per lo più la tecnologia tridimensionale per orientare i tre piani

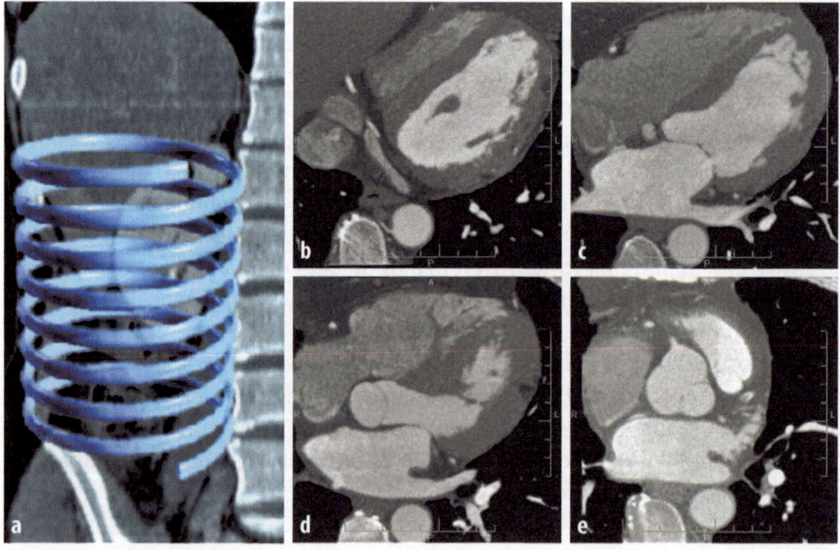

Fig. 4.1 a-e. Acqusizione diretta di volumi del corpo: valutazione diretta sezione per sezione. **a** Schema dell'acquisizione spirale. **b-e** Immagini assiali a vari livelli

secondo quelli che sono i parametri classici dell'imaging cardiaco, definendo da subito un piano sull'asse lungo ed uno sull'asse corto delle camere cardiache. Da queste immagini ricostruite sui tre piani dello spazio è possibile già identificare il decorso delle coronarie ed avere un'idea di come ricostruire le immagini delle singole arterie per successive elaborazioni.

Ricostruzione di piani curvi (*curved MPR*)

Sempre con il software della tecnica planimetrica si può successivamente ricostruire un'immagine che corrisponde ad un piano curvo all'interno del volume (*curved reformatting*), definito sulla direzione anatomica delle arterie coronarie. Ci sono mezzi automatici per ottenere immagini delle coronarie, ma il concetto è tuttavia più comprensibile se lo riferiamo alle tecniche di ricostruzione manuale.

Nell'ambito delle singole immagini ottenute sul piano assiale, o visualizzate sul piano coronale e sagittale, l'operatore può, con il cursore, seguire il decorso della coronaria all'interno di una delle immagini volumetriche, posizionando il cursore al centro del vaso e spostandosi di sezione in sezione, su un piano a direzione cranio-caudale, accettando la posizione con il cursore sempre all'interno dell'immagine di quel vaso (esempio, coronaria discendente anteriore), fino al livello più distale del vaso (Fig. 4.3). L'immagine che si ottiene è un'immagine piana, rettilinea, di una struttura che è altrimenti disposta in maniera curvilinea nell'ambito del piano esaminato (abbiamo

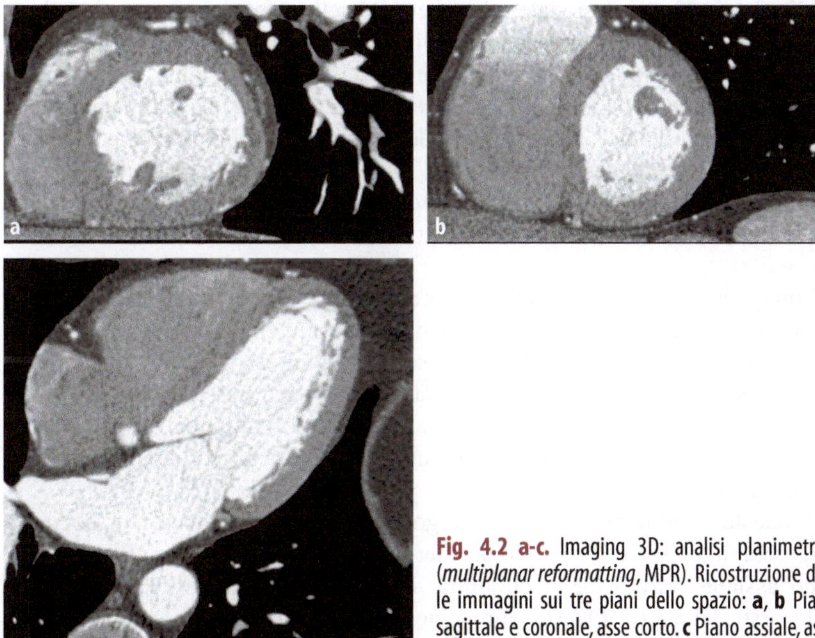

Fig. 4.2 a-c. Imaging 3D: analisi planimetrica (*multiplanar reformatting*, MPR). Ricostruzione delle immagini sui tre piani dello spazio: **a**, **b** Piano sagittale e coronale, asse corto. **c** Piano assiale, asse lungo

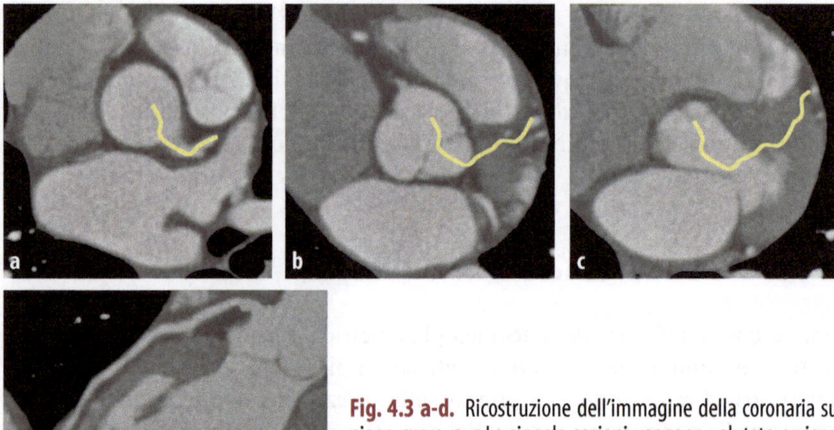

Fig. 4.3 a-d. Ricostruzione dell'immagine della coronaria su piano curvo. **a-c** Le singole sezioni vengono valutate e viene posto il cursore al centro del vaso, visualizzato perché opacizzato dal mezzo di contrasto. **d** La somma di tutte le sezioni è ricostruita come immagine planare curva che contiene al suo interno il vaso

in realtà appiattito nell'immagine un piano curvo). Questa immagine planimetrica delle singole coronarie è la più importante per definire il lume vascolare (chiaro, in quanto opacizzato dal mezzo di contrasto) dal tessuto adiposo circostante (scuro, perché a bassa densità) e dal miocardio (densità intermedia). Inoltre si può valutare bene la parete vascolare che diviene ancor più evidente se interessata da patologia aterosclerotica, come vedremo in seguito, sia di natura fibrolipidica (ipodensa, quindi scura) sia calcifica (iperdensa, quindi chiara).

L'immagine bidimensionale, planimetrica, della coronaria è quindi un'immagine che taglia il lume vascolare su di un asse ortogonale. È necessario pertanto ricostruire questa stessa immagine sui due piani ortogonali per ottenere l'immagine dai diversi lati della parete arteriosa (Fig. 4.4). Le immagini ricostruite a livello della coronaria discendente anteriore evidenziano come una placca possa essere identificata su un lato della parete, perché eccentrica, e possa rendersi riconoscibile soltanto su uno dei due piani ortogonali, rendendo pertanto sempre necessaria la ricostruzione di entrambi i piani ortogonali (Fig. 4.5).

Con questa tecnica planimetrica, per avere un'esatta definizione delle arterie coronarie, occorre ricostruire almeno due immagini per ciascuna arteria coronaria, nei singoli piani ortogonali (sei immagini in totale). Ovviamente, a seconda della conformazione anatomica, può essere necessario seguire, oltre alle arterie principali, anche le diramazioni più importanti, quali i rami diagonali dell'arteria coronaria discendente anteriore ed i rami marginali ottusi dell'arteria coronaria circonflessa.

A queste valutazioni su piani ortogonali rettilineizzati occorre associare, nelle sedi interessate da patologia aterosclerotica, immagini ricostruite sul piano assiale (mirato, nella obliquità, in modo da renderlo perpendicolare al decorso del vaso). Questa immagine di "fetta" dell'arteria è forse la più importante per definire la posizione della placca (se concentrica o eccentrica),

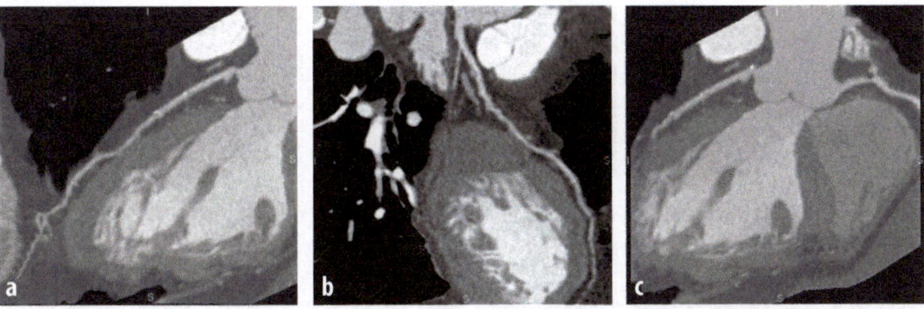

Fig. 4.4 a-c. Imaging 3D: analisi planimetrica (*multiplanar reformatting*, MPR). Ricostruzione della discendente anteriore sui due piani ortogonali (**a**, **b**) e sul piano assiale (**c**)

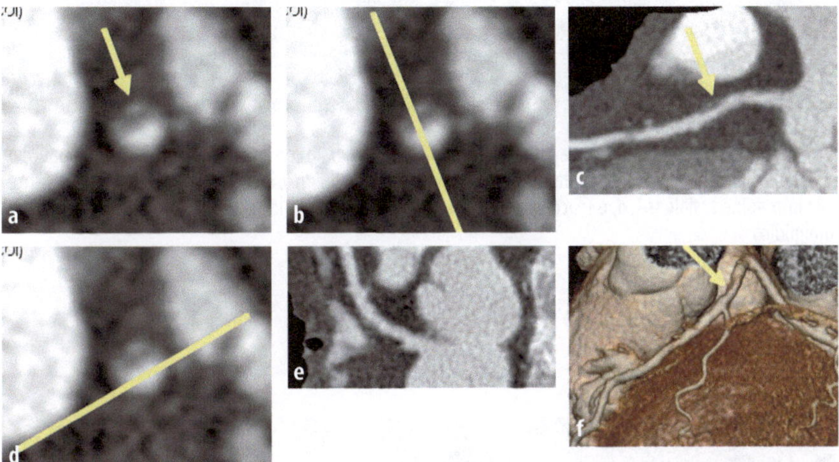

Fig. 4.5 a-f. Placca marginale eccentrica della coronaria discendente anteriore. **a** Nell'immagine assiale si valuta la placca fibrolipidica, eccentrica (*frecce* in **a**, **c**, **f**), che definisce riduzione di calibro del vaso del 50% circa. La visualizzazione è possibile solo uno dei due piani ortogonali di ricostruzione (in **b** la *linea gialla* è il piano di ricostruzione, **c** è l'immagine ricostruita), sull'altro piano il vaso sembrerebbe avere un calibro regolare (in **d** la *linea gialla* è il piano di ricostruzione, **e** è l'immagine ricostruita). **f** L'immagine tridimensionale con tecnica di *volume rendering* permette di documentare la stenosi

la reale riduzione del lume e la presenza di eventuali fenomeni di rimodellamento, come si vedrà meglio in seguito (Fig. 4.6).

Un'ultima considerazione deve essere effettuata circa lo spessore dello strato dell'immagine planimetrica. Le immagini vengono ricostruite a meno di un millimetro e pertanto anche le immagini planimetriche sono poi ricostruite, nell'ambito del volume acquisito, con uno spessore di circa un millimetro. Per evitare gli artefatti da registrazione delle immagini, a volte può essere conveniente utilizzare uno strato di ricostruzione di spessore maggiore. Considerato che la coronaria è circondata quasi sempre da tessuto adiposo, questo maggior spessore non limita l'immagine della coronaria e rende anzi meglio valutabile il quadro anatomico (Fig. 4.7). Può tuttavia limitare, avendo definito uno spessore maggiore, il dettaglio della valutazione di parete e quindi ridurre la qualità dell'immagini nell'identificazione della placca aterosclerotica.

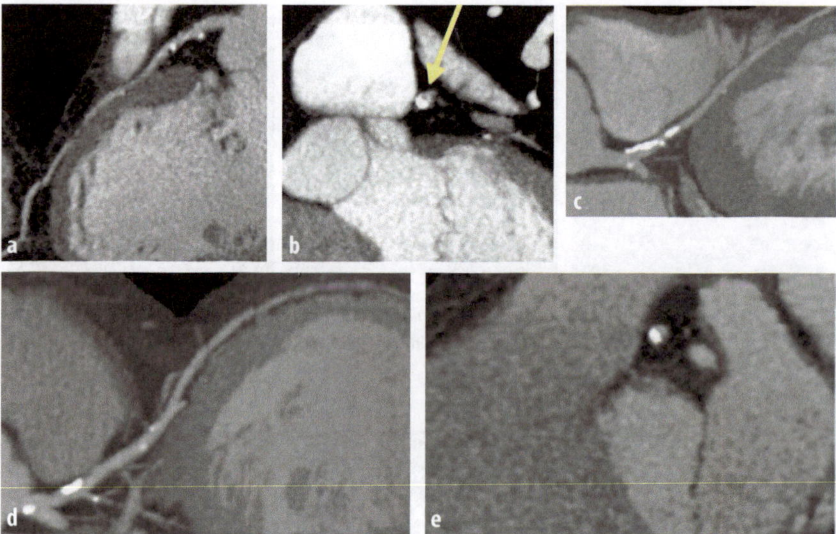

Fig. 4.6 a-e. Discendente anteriore interessata da placca marginale con componente calcifica e cappuccio fibrolipidico. **a-c** Ricostruzione su piani diversi; il cappuccio fibrolipidico, ipodenso (*freccia*), è ben evidente nella immagine assiale (**b**). **d, e** Placca eccentrica a sola componente calcifica, senza evidenza di cappuccio fibrolipidico

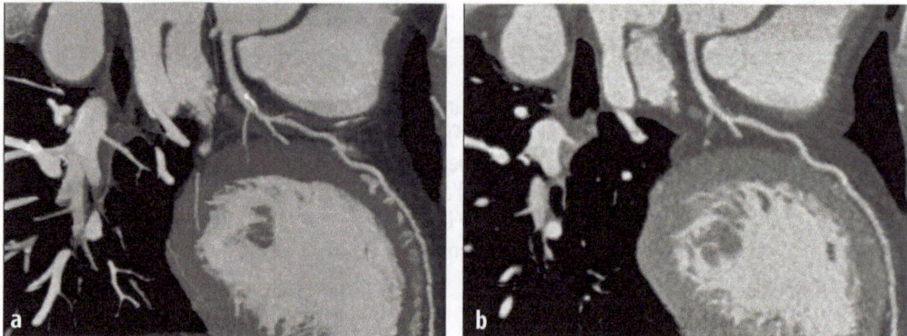

Fig. 4.7 a, b. Imaging 3D: analisi planimetrica (*multiplanar reformatting*, MPR). **a** Ricostruzione planare con strato spesso (5 mm). Si ottiene una migliore definizione del decorso anatomico della discendente anteriore lungo la parete del ventricolo sinistro; in **b** la stessa arteria è valutata ad 1 mm di spessore

Utilizzo clinico delle tecniche planimetriche

Le tecniche planimetriche, per quanto non mettano completamente in evidenza la qualità volumetrica dell'immagine acquisita, sono tuttavia costruite nell'ambito del volume e contengono un'informazione che è comunque tridimensionale e riferita al volume acquisito, pur se ricostruita sui piani rettilineizzati: queste immagini sono quelle che permettono di ottenere l'esatta analisi della parete delle coronarie, definendo e caratterizzando la patologia aterosclerotica (come sarà poi trattato nel Capitolo 9, "TC delle coronarie: valutazione di stenosi e occlusioni coronariche").

Ricordiamo pertanto che le tecniche planimetriche sono importantissime per definire la parete delle coronarie e per poter identificare e caratterizzare la placca aterosclerotica. Possono essere costruite su piani fissi, anatomicamente definiti, quale quello assiale, sagittale e coronale o su piani obliqui e su piani curvilinei che seguono il decorso del vaso coronarico in oggetto. La possibilità di ottenere un'immagine planimetrica rettilineizzata (Fig. 4.8) consente inoltre di ruotare intorno al vaso, consentendo pertanto una visione della parete nelle diverse angolazioni, identificando quindi quelle placche eccentriche, localizzate su un solo lato della parete, che potrebbero sfuggire ad una prima analisi valutata solo su dei piani assiali. Questi dettagli tecnici sono peraltro facilmente intuibili nel momento in cui queste analisi vengano eseguite alla console del computer. Infatti la possibilità di "muoversi" nell'ambito del volume è piuttosto intuitiva ed esistono, allo

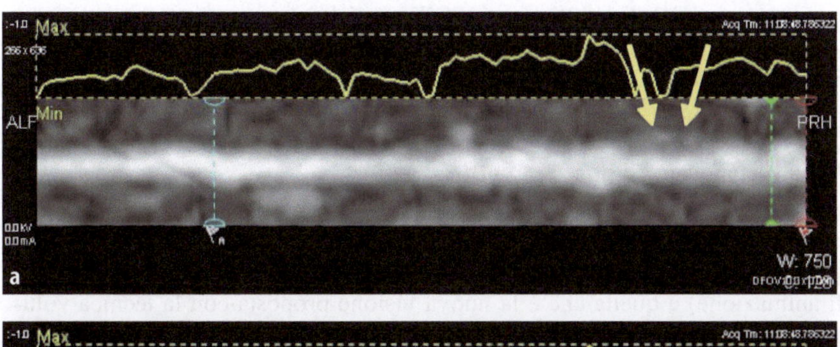

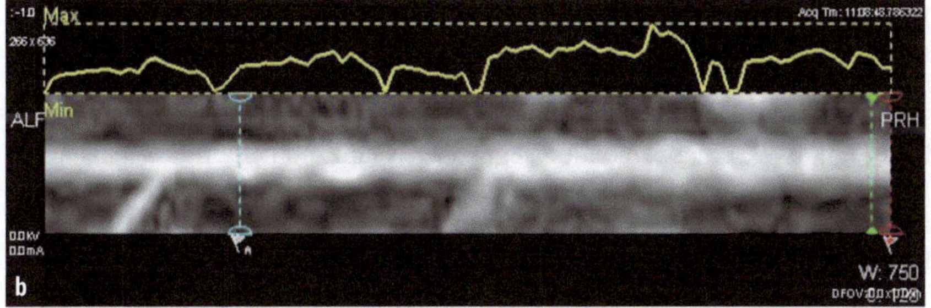

Fig. 4.8 a, b. Tecnica planimetrica con rettilineizzazione del vaso con software quantitativo. Il riconoscimento della struttura vascolare è meno intuitivo, ma si possono effettuare valutazioni più accurate delle pareti e del grado di stenosi. La placca marginale fibrolipidica, bene evidente in **a** (*frecce*), non è più apprezzabile nella immagine ruotata sul piano ortogonale (**b**)

stato attuale, anche software automatici che consentono di valutare direttamente le arterie, con tecnica planimetrica, effettuando ricostruzioni del vaso sui differenti piani.

Sempre con tecnica planimetrica possono essere inoltre eseguite misurazioni del tratto di arteria interessato da patologia aterosclerotica ed effettuare valutazioni sulla percentuale di stenosi che è presente. Si tratta di valutazioni semi-automatiche che prendono in considerazione il calibro del vaso a monte ed a livello della stenosi, definendo pertanto la percentuale di riduzione di calibro nel vaso. Vedremo in seguito come la placca aterosclerotica calcifica determini una condizione di maggiore evidenza e volume della placca stessa, per effetto dell'artefatto di *blooming*, riducendo pertanto l'efficacia della misurazione eseguita. Rimane dunque importante eseguire una valutazione del grado di stenosi sia in maniera qualitativa sia utilizzando tecniche automatiche che eseguono valutazioni quantitative dirette.

Tecniche volumetriche (*volume rendering*, VR)

Nell'analisi delle immagini con tecnica volumetrica si ha una reale visualizzazione tridimensionale a colori del volume in toto, con evidenza delle strutture anatomiche che interessa visualizzare. Le tecniche volumetriche utilizzano tecnologie avanzate utilizzate, prima che nel settore medico, nel settore militare, aereo-spaziale e, per quanto strano possa sembrare, nel settore dell'animazione (cartoni animati molto popolari e di successo, come "Ratatouille" o "Bug's life", ad esempio; la casa cinematografica Pixar, più di altre, ha contribuito a definire tecnologie animate che propongono una realtà tridimensionale, virtuale, di effetto visivo notevole). È infatti proprio dalle tecniche di animazione avanzate che sono nate le immagini tridimensionali che possiamo visualizzare ed utilizzare a fini diagnostici in TC.

Visione ortogonale e visione prospettica

Per capire le tecniche volumetriche occorre innanzitutto fare una distinzione tra quella che è la visione tradizionale delle immagini (radiologiche, di arte o di animazione) e quella che è la nuova visione proposta con la tecnica volumetrica. Nella visione convenzionale delle immagini radiologiche, noi abbiamo la percezione del settore anatomico in esame che poniamo davanti all'oggetto in maniera ortogonale, ovvero come se ci ponessimo ad una distanza infinità dall'oggetto. La visione ortogonale può essere compresa negli esempi della Figura 4.9. I mappamondi disegnati e visualizzati nella figura a distanza infinita, così come avviene nella visione ortogonale, quale è la visione delle immagini radiologiche convenzionali, vengono rappresentati tutti nella stessa dimensione in quanto hanno una dimensione sovrapponibile. In una radiografia diretta dell'addome, gli organi del corpo sono come i mappamondi: hanno tutti una dimensione che è mutuata da quella reale e rispetta le proporzioni reciproche, reali. Nel momento in cui noi studiamo il volume con tecnica volumetrica andiamo ad interagire con il volume e dobbiamo pertanto essere noi ad avvicinarci alle strutture che ci interessa vedere, ponendoci più vicini ad una e allontandoci da un'altra. Nell'esempio con i mappamondi è come se ponessimo il nostro occhio (il binocolo della Fig. 4.9) in una posizione che è all'interno del volume, pertanto più vicina ad un mappamondo e più lontana da altri. L'immagine che otteniamo (Fig. 4.10) è pertanto un'immagine in cui le strutture più vicine sono molto grandi, quelle più lontane, invece, man mano che si allontana l'oggetto dal nostro occhio, sono molto più piccole.

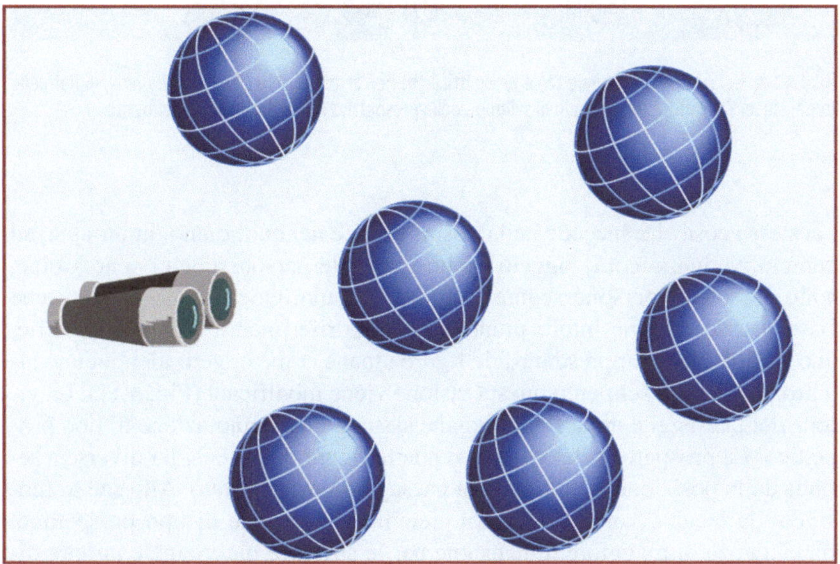

Fig. 4.9. Visione ortogonale: i mappamondi sono di dimensioni uguali

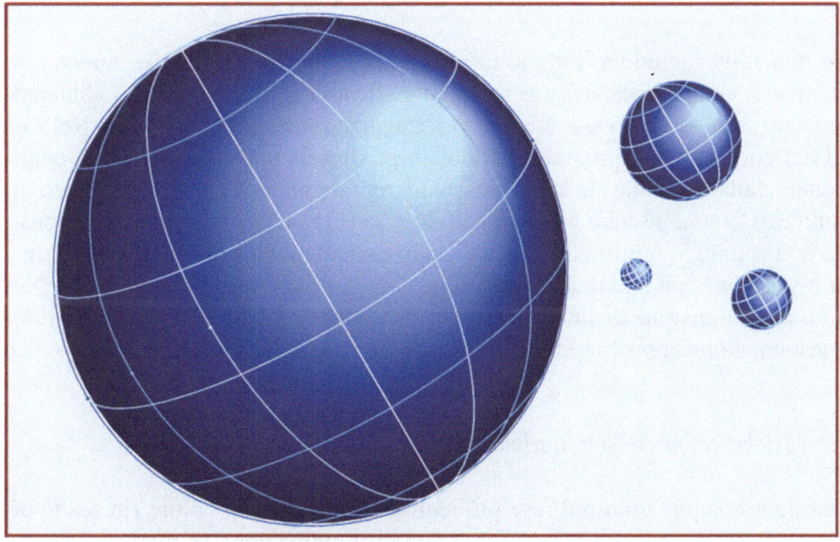

Fig. 4.10. Visione prospettica: guardando attraverso un occhio virtuale (il binocolo della Fig. 4.9) si ha una visione tridimensionale vera, con mappamondi vicini più grandi e mappamondi lontani che appaiono più piccoli

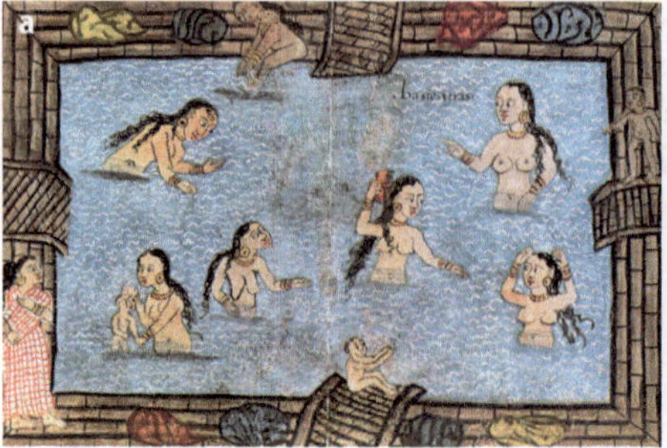

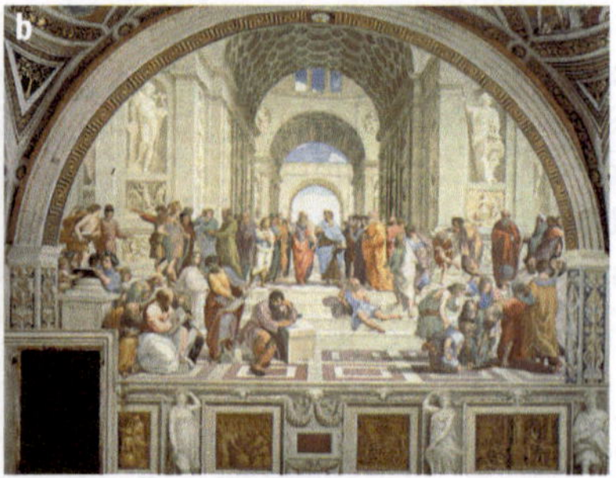

Fig. 4.11 a, b. Visione ortogonale (**a**) e prospettica (**b**) nell'arte antica. **b** La *Scuola di Atene*, di Raffaello (Roma, Musei Vaticani), è un esempio di sviluppo della prospettiva nel quadri del Rinascimento

È la stessa cosa che succede nella nostra visione nel quotidiano: in un'aula, ad esempio, vediamo come oggetti molto grandi le persone che ci sono vicine, molto piccole le persone sedute in fondo all'aula. Questi sono concetti che possono essere anche intuiti prendendo come riferimento la storia dell'arte. Fino al '300 l'arte rappresentava le figure umane come oggetti identici uno all'altro: con il Rinascimento questa visione viene modificata (Fig. 4.11). La visione dei paesaggi e delle figure umane assume una connotazione di tipo prospettico. La prospettiva del volume rende le figure di dimensioni diverse a seconda della posizione all'interno del paesaggio rappresentato. Allo stesso modo, con la tecnica volumetrica, noi creiamo una visione di tipo prospettico, con evidenza di maggiore dimensione per le strutture più vicine e minore dimensione per le strutture più lontane.

Immagini tridimensionali in *volume rendering* del corpo umano

Le immagini includono tutte le informazioni contenute nel corpo, ma con la tecnica di *volume rendering* si rendono evidenti solo quelle che noi abbiamo indicato come di interesse, attraverso settaggi automatici del software. Nel caso del corpo umano possiamo modulare progressivamente la visibilità degli organi, dalla cute, alle strutture muscolari, agli organi opacizzati con mezzo di contrasto, fino a lasciare evidenti solo le ossa (Fig. 4.12). Nel caso delle coronarie il settaggio è ottimale per la visualizzazione della superficie delle strutture vascolari con alta densità (grazie al contenuto di mezzo di contrasto). Ne deriva un'immagine di sicuro effetto visivo, anche molto valida sul piano diagnostico, come approfondiremo nei successivi capitoli di interesse clinico.

Colore (falso colore) e illuminazione virtuale

Queste immagini sono poi rese più reali dall'impiego del colore (in realtà di falso colore) e dall'impiego di una fonte di illuminazione (virtuale) che ombreggia le strutture visualizzate, rendendo tridimensionale l'immagine della struttura in esame. L'impiego di una fonte di illuminazione esterna e del colore

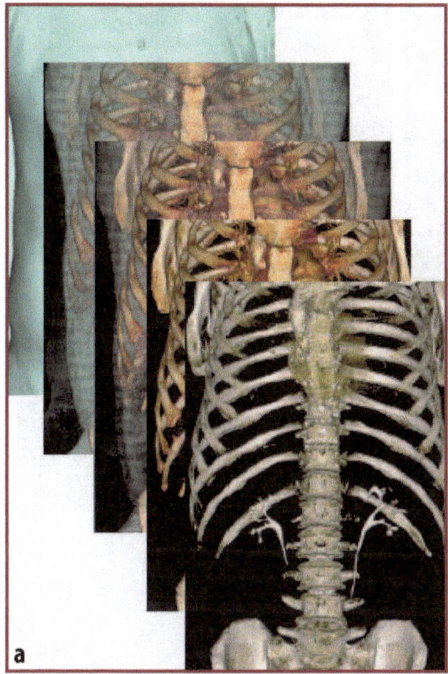

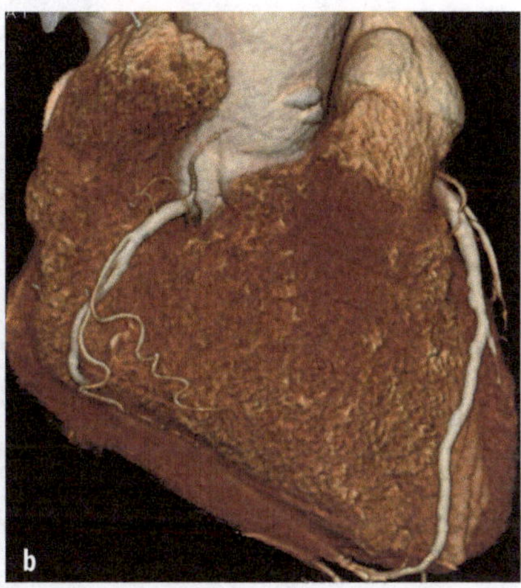

Fig. 4.12 a, b. Utilizzo della tecnica di *volume rendering,* della visione prospettica. **a** Nella visualizzazione del corpo, variando il livello di trasparenza, si mettono in evidenza strutture sempre più opache, dalla pelle, ai muscoli, fino alle ossa. **b** Nell'immagine cardiaca il settaggio è fissato e regolato in maniera standard per la visualizzazione delle strutture vascolari opacizzate dal mezzo di contrasto

migliora la visione tridimensionale dell'oggetto: questo concetto è già noto agli artisti del passato. Forse il Caravaggio, più di ogni altro, aveva compreso quanto la luce esterna potesse rendere reali le figure che lui disegnava, come è intuibile guardando alcune delle sue opere più importanti. Anche il colore, sempre dal Caravaggio, era utilizzato allo scopo di migliorare l'effettiva tridimensionalità degli oggetti e delle figure disegnate (Fig. 4.13 a, b).

Con le moderne tecniche di animazione e di visualizzazione volumetrica, utilizzate nei cartoni animati ed in medicina, sono stati ripresi gli stessi concetti, standardizzati, automatizzati e resi disponibili all'operatore del computer per visualizzare, momento per momento, l'oggetto volumetrico acquisito con tecnica di tomografia computerizzata tridimensionale.

La visualizzazione delle arterie coronarie, nella tecnica tridimensionale, volumetrica, avviene soltanto perché nell'ambito dell'arteria coronaria è contenuto mezzo di contrasto (Fig. 4.14). Questo concetto va sempre ribadito: noi utilizziamo una tecnica volumetrica che permette di "vedere" le arterie solo perchè hanno una densità elevata e sono visibili nelle immagini che noi abbiamo acquisito in fase dinamica. Anche l'immagine del cuore, che si valuta molto bene nel volume tridimensionale, è visibile soltanto perché nelle camere cardiache è contenuto mezzo di contrasto. Se utilizzassimo la stessa tecnica tridimensionale senza mezzo di contrasto vedremmo soltanto le strutture ossee della parete toracica, ma non avremmo nessuna informazione anatomica delle coronarie e delle camere cardiache.

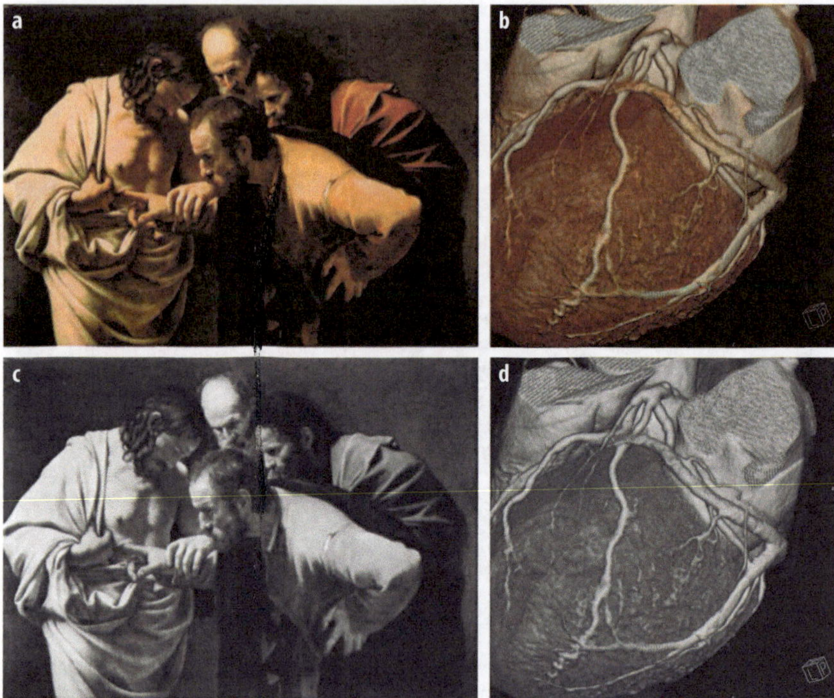

Fig. 4.13 a-d. Utilizzo della luce e del falso colore: la tridimensionalità, sia nel quadro di Caravaggio (**a**, *Incredulità di San Tommaso*, Potsdam, Bildergalerie) che nella valutazione delle coronarie (**b**), è esaltata e resa più valida dall'uso del colore, oltre che della fonte di illuminazione, rispetto a quanto possibile in bianco e nero (**c**, **d**)

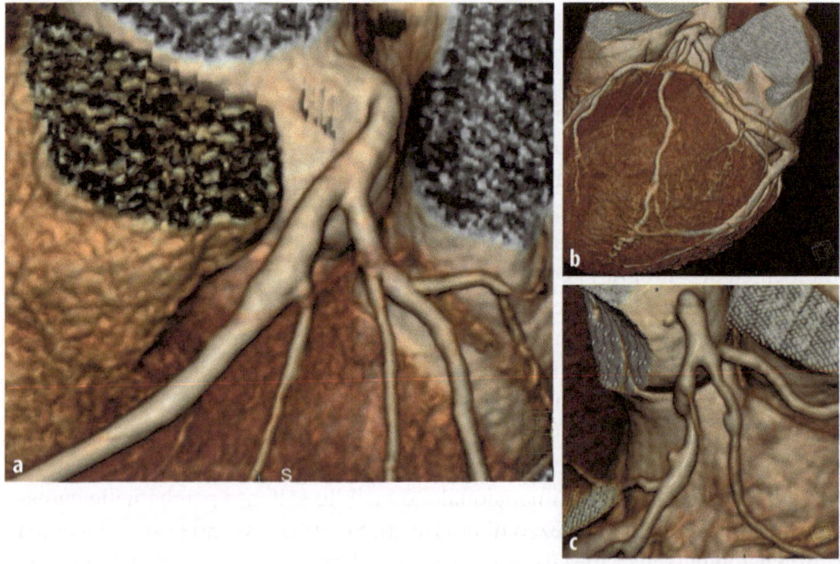

Fig. 4.14 a-c. Esempi di vasi coronarici valutati con tecnica tridimensionale impiegando visualizzazione prospettica con *volume rendering*

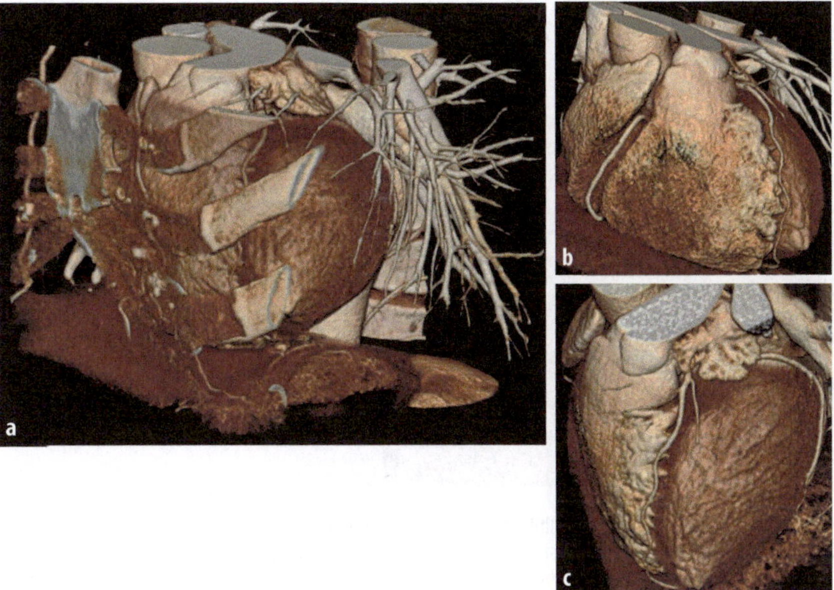

Fig. 4.15 a-c. Volume toracico valutato con tecnica di *volume rendering*. Le strutture ossee e vascolari (**a**, **b**) opacizzate dal mezzo di contrasto si sovrappongono alle coronarie, limitando la visualizzazione. Dopo *editing* vengono rimosse le strutture di non interesse per la diagnosi delle malattie coronariche (**c**)

Occorre infine ricordare come le strutture ossee della parete toracica siano ovviamente evidenti nelle immagini tridimensionali e possano limitare la visualizzazione delle coronarie. Per questo motivo, in maniera manuale o automatica, si effettua il cosiddetto *editing*, ovvero la rimozione degli oggetti radioopachi che circondano il cuore (oltre alle strutture ossee della parete toracica anche le arterie e le vene polmonari, opacizzate dal mezzo di contrasto, sono di ostacolo ad una corretta visualizzazione). L'immagine rappresentata in Figura 4.15 fa comprendere quali siano le strutture anatomiche che circondano il cuore e come possano essere eliminate con appropriate tecniche di *editing*.

Utilizzo clinico

Anche questo tipo di tecnologia può essere compresa più facilmente se utilizzata direttamente sulla consolle, dove abbiamo la possibilità di avvicinare le strutture che ci interessa visualizzare (ad esempio le coronarie) potendo ruotare l'oggetto che stiamo visualizzando (il cuore) e potendo pertanto utilizzare, in tempo reale, le informazioni volumetriche contenute nell'immagine.

Queste immagini sono molto importanti per avere un'esatta idea dell'anatomia delle coronarie, visualizzate nel loro insieme, come invece non avviene nella tecnica planimetrica dove siamo costretti a seguire uno o l'altro dei vasi singolarmente. Nella tecnica volumetrica abbiamo la possibilità di definire il volume nell'insieme ed avere pertanto un'informazione anatomica completa. Occorre tuttavia fare attenzione, poiché nella tecnica volumetrica noi osserviamo

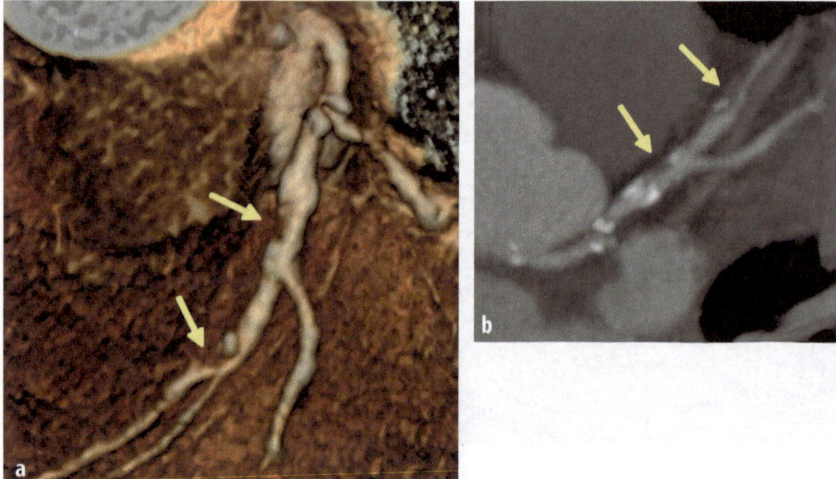

Fig. 4.16 a, b. Placca fibrolipidica valutata con tecnica tridimensionale: si vede l'impronta in negativo della placca e si può valutare il grado di stenosi. **a** Valutazione con tecnica di *volume rendering*. **b** Valutazione con tecnica bidimensionale: si noti la componente calcifica centrale, iperdensa, circondata da cappuccio fibrolipidico ipodenso (*frecce*)

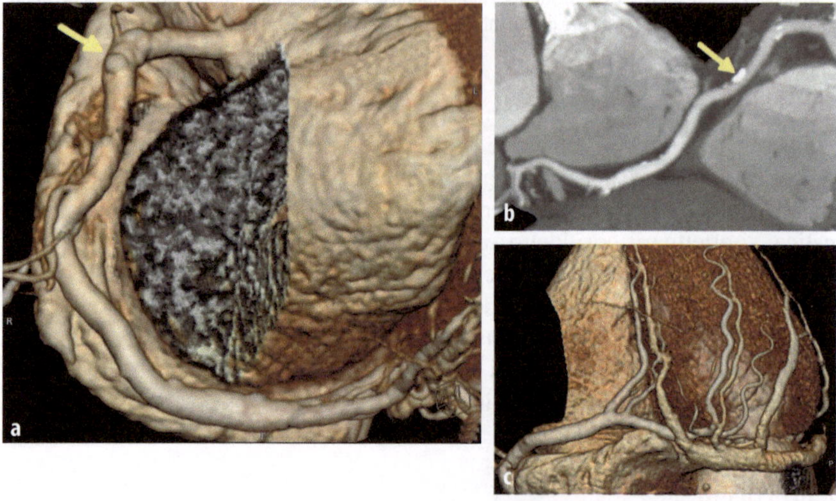

Fig. 4.17 a-c. Placca calcifica valutata con immagini tridimensionali: la placca è iperdensa (**a**, *freccia*) e non permette di valutare il grado di stenosi del vaso, che è invece valutabile nella immagine bidimensionale (**b**, *freccia*). La coronaria destra è fortemente ipertrofica (vedi rami distali, **c**)

gli oggetti dall'esterno, ovvero visualizziamo la superficie esterna dell'oggetto, e non abbiamo pertanto la possibilità di effettuare la valutazione di parete che viene invece eseguita con tecnica planimetrica. Nel caso di placche di natura fibrolipidica, ipodense, la stenosi viene visualizzata in maniera valida con la tecnica tridimensionale (Fig. 4.16). Quando invece abbiamo placche aterosclerotiche calcifiche, iperdense, non abbiamo possibilità di identificare la stenosi, ma vediamo la parete calcifica iperdensa che nasconde la visualizzazione del vaso normale, opacizzato invece dal mezzo di contrasto (Fig. 4.17).

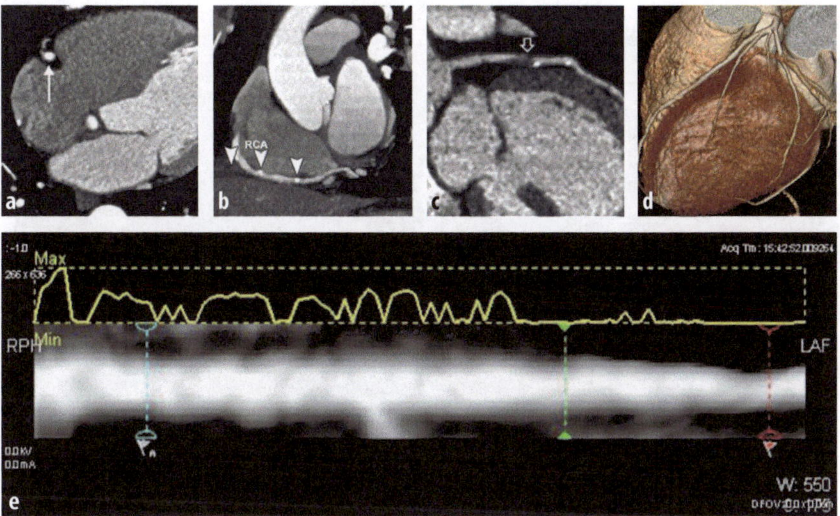

Fig. 4.18 a-e. Immagine riassuntiva delle tecniche di visualizzazione delle arterie coronarie (*frecce* e *punte di freccia*). **a** Assiale. **b** MIP. **c** MPR. **d** VR. **e** Vaso rettilineo

In questo modo non siamo in grado di dimostrare con esattezza stenosi che sono invece poi correttamente valutate e caratterizzate nell'immagine planimetrica. Questo concetto deve sempre essere segnalato per ricordare come, nell'analisi delle immagini, l'operatore debba sempre valutare le immagini tridimensionali con tutte le tecniche a disposizione, sia planimetrica che volumetrica, ponendole a confronto nella definizione anatomica (Fig. 4.18).

Endoscopia virtuale

Ricordiamo infine un'applicazione scarsamente utilizzata nella valutazione delle stenosi coronariche, ma che è di sicuro effetto visivo: la tecnica di endoscopia virtuale. Questa tecnica utilizza lo stesso tipo di immagini tridimensionali, volumetriche, ma sposta l'occhio virtuale di osservazione e rende l'oggetto valutabile non più dalle esterno, ma dall'interno. Possiamo cioè portare il nostro occhio virtuale, che guarda l' area anatomica che ci interessa, direttamente all'interno di una struttura viscerale. La tecnica di endoscopia virtuale è stata ottimizzata per la visualizzazione dell'interno del colon (colonscopia virtuale) ed, a questo proposito, ha acquisito un impiego sempre più consistente per la visualizzazione, a fini di prevenzione, di piccole irregolarità parietali riferibili a polipi di dimensioni superiore ai 5 mm, che rappresentano lesioni precancerose (Fig. 4.19). Allo stesso modo possiamo utilizzare questa tecnica di endoscopia virtuale per entrare nelle arterie e visualizzare il lume dall'interno (Fig. 4.20). Per quanto questa tecnica sia scenografica e di sicuro impatto ad una visione tridimensionale, non aggiunge in realtà nulla sul piano diagnostico ed in genere non viene impiegata nella valutazione tridimensionale delle coronarie e nell'identificazione di aree stenotiche.

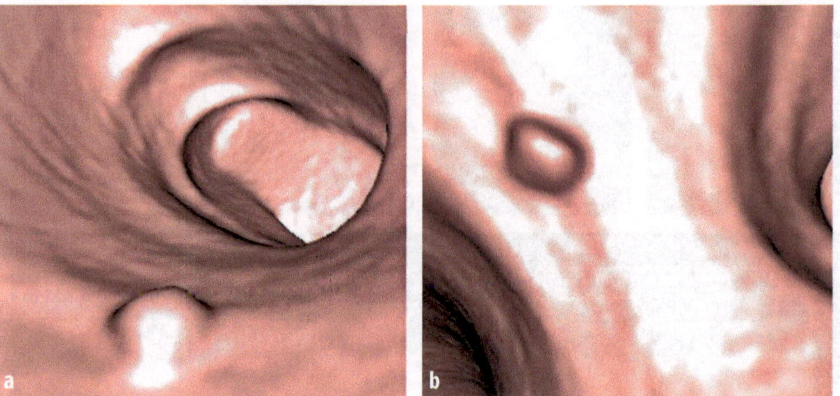

Fig. 4.19 a, b. Endoscopia virtuale del colon: evidenza di un polipo parietale di 7 mm di diametro

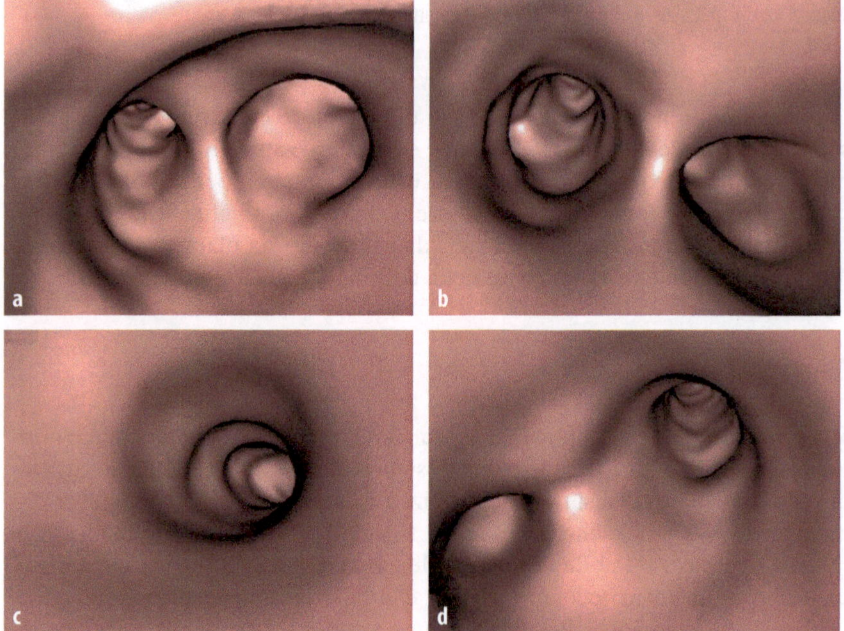

Fig. 4.20 a-d. Immagini di endoscopia virtuale delle coronarie

5

Fisiopatologia coronarica

Massimo Fioranelli

Il cuore consuma più energia di qualsiasi altro organo: 6 kg di ATP al giorno, un valore pari a 20-30 volte il suo peso. La fonte energetica prevalentemente usata dal miocardio in condizioni di riposo è rappresentata dagli acidi grassi che sopperiscono al 70% del suo consumo energetico tramite la beta-ossidazione; il 30-40% del fabbisogno deriva dall'ossidazione dei carboidrati tramite la glicolisi aerobica. L'energia prodotta a livello miocardico viene percentualmente utilizzata per le attività meccaniche, come contrazione (65%) e rilasciamento (15%), e per l'attività elettrica del cuore (5%); per le altre funzioni cellulari viene impiegata la rimanente quota (20%). Quando il tessuto miocardico si trova in condizioni anaerobiche od ischemiche, per ottenere energia viene utilizzata anche la via della glicolisi anaerobica, che comporta l'utilizzo di grandi quantità di glucosio ematico con la conseguente produzione di acido lattico e di 2 moli di ATP per ogni mole di glucosio, rispetto alle 36 moli di glucosio ottenute con la fosforilazione ossidativa.

L'accumulo di acido lattico è seguito da una riduzione del pH intracellulare, che inibisce la glicolisi, l'utilizzo degli acidi grassi e la sintesi proteica.

Più del 90% dell'energia prodotta dai nutrienti viene utilizzata dai mitocondri per formare ATP. Nell'ischemia coronarica l'ATP viene degradato prima in ADP e poi ad AMP ed adenosina. Quest'ultima diffonde facilmente attraverso la membrana cellulare ed è una delle molecole responsabili della vasodilatazione arteriolare. La perdita di adenosina da parte dei miociti può avere gravi conseguenze, in quanto la perdita della base adenina in corso di un'ischemia protratta per più di 30 minuti può arrivare a più del 50%. La sintesi ex-novo dell'adenina è molto lenta; circa 2% ogni ora. Pertanto se un episodio ischemico dura per oltre 30 minuti, la risoluzione dell'ischemia può essere troppo tardiva per permettere la sopravvivenza delle cellule miocardiche.

Il cuore riceve l'apporto sanguigno nutritizio quasi esclusivamente dalle arterie coronariche; solamente la parte più interna della superficie endocardica, per uno spessore di circa 0,1 mm, può ricevere un apporto significativo di nutrienti direttamente dal sangue presente nelle cavità cardiache.

P. Pavone, M. Fioranelli, *Malattia coronarica*. ISBN 978-88-470-0849-6; © Springer 2008

Dalle arterie coronariche epicardiche, e successivamente da quelle intramuscolari e subendocardiche, il sangue raggiunge i capillari miocardici. Il flusso nei capillari miocardici, a differenza di quanto accade nella circolazione sistemica, raggiunge valori molto bassi durante la sistole per la forza della contrazione miocardica che comprime questi piccoli vasi.

Nel cuore normale il flusso di sangue al miocardio è controllato principalmente dal tono vascolare della microcircolazione, cioè dai vasi di diametro inferiore ai 400 μm.

I tratti epicardici visibili all'angiografia coronarica in condizioni normali in genere non presentano significativa resistenza al flusso di sangue. Quando si sviluppa una stenosi in un tratto coronarico epicardico, si produce una caduta di pressione attraverso l'ostruzione e quindi si crea un gradiente pressorio tra il tratto a monte e quello a valle. Per compensare la caduta di pressione, i microvasi a valle si dilatano al fine di mantenere un flusso basale adeguato. Di conseguenza, in un paziente con una stenosi coronarica a riposo, non vi è né ischemia né angina. Durante uno sforzo fisico, la capacità della microcircolazione di dilatarsi ulteriormente è limitata, la richiesta di ossigeno del miocardio supera rapidamente la quantità fornita dal flusso coronarico e si verifica una condizione ischemica. Per ischemia si intende una ridotta perfusione che provoca una riduzione locale della tensione di ossigeno associata ad una inadeguata rimozione di metaboliti (Braunwald e coll., 1997).

Riserva coronarica

Il flusso basale a livello miocardio è approssimativamente di 220-250 mL/min (70-90 mL per 100 gr di tessuto miocardico al minuto) e rappresenta circa il 5% della gittata cardiaca. Esso cresce in maniera direttamente proporzionale all'aumento del consumo miocardico di ossigeno. In condizioni di massimo sforzo il flusso può aumentare di 5-6 volte ed arrivare a 280 mL per 100 g al minuto. In condizioni di riposo, il miocardio estrae in maniera massimale l'ossigeno dal sangue che lo perfonde (circa il 70%). Un ulteriore aumento della domanda metabolica può quindi essere soddisfatta esclusivamente con un incremento del flusso coronarico. La capacità del circolo coronario di aumentare la propria portata quando aumenta la richiesta metabolica viene definita riserva coronarica. Dal momento che la resistenza al flusso è determinata dal microcircolo, la riserva coronarica è strettamente correlata all'abilità del microcircolo di vasodilatarsi in risposta ad uno stimolo. La riserva coronarica si valuta misurando il flusso coronarico a riposo (flusso basale) ed in condizione di iperemia massimale, ottenuta sperimentalmente tramite infusione di adenosina o dipiridamolo ed è espressa come il rapporto tra il flusso ematico durante iperemia e il flusso basale.

Nei pazienti con cardiopatia ischemica, la riduzione della riserva coronarica è direttamente correlata alla severità della stenosi, mentre nelle persone con coronarie angiograficamente normali è un marker di disfunzione del microcircolo.

La riserva coronarica è considerata anormale quando il rapporto tra il flusso ematico durante iperemia ed il flusso basale è inferiore a 2.

Definizione e valutazione funzionale della stenosi coronarica nella cardiopatia cronica stabile

Con lo sviluppo dell'angiografia coronarica, nel 1959 fu possibile visualizzare dal vivo una stenosi coronarica e la metodica ben presto divenne il *gold standard* nella valutazione della malattia coronarica.

Si deve tener presente che la stenosi coronarica può essere identificata essenzialmente da due punti di vista: si può definire una stenosi per la riduzione della sezione, del calibro o del lume del vaso (da un punto di vista squisitamente anatomopatologico o di immagini di TC) o per la riduzione del diametro, in senso longitudinale (da un punto di vista prettamente angiografico) (Fig. 5.1). Nei referti coronarografici ci si riferisce usualmente alla riduzione percentuale del diametro. La stenosi coronarica, osservata da un punto di vista angiografico, quindi biplanare, viene valutata con i seguenti parametri: la percentuale di stenosi ed il diametro minimo del lume (MLD).

La valutazione della percentuale di stenosi si ottiene dal rapporto tra il diametro minimo del lume a livello della lesione ed il diametro di riferimento, che risulta dalla media dei diametri del lume nei segmenti di riferimento a monte ed a valle della stenosi, giudicati apparentemente sani.

Il diametro minimo luminale è espresso in millimetri e, rispetto alle percentuali di stenosi, è una variabile assoluta e più facilmente riproducibile.

Nel modello animale proposto da Gould (Fig. 5.2) il flusso iperemico, e quindi la riserva coronarica, inizia a ridursi allorché una placca aterosclerotica sia in grado di ridurre il diametro del vaso di almeno il 50% in caso di stenosi concentrica; questo corrisponde ad una riduzione del 75% della sezione o lume del vaso (Fig. 5.1).

Per questo si definisce classicamente una stenosi emodinamicamente significativa quella in grado di ridurre di almeno il 50% il diametro di un vaso coronarico. Questo, comunque, non significa che quella particolare lesione sia in grado di determinare ischemia, ma solamente che una data percentuale di riduzione è la condizione minima essenziale per cui si possa avere un potenziale ischemico. Il flusso basale non subisce tuttavia alcuna riduzione fino a che non

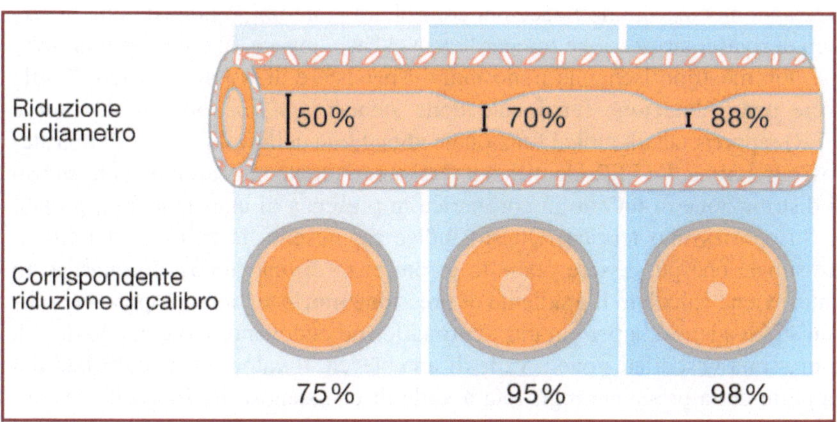

Fig. 5.1. Stenosi coronarica valutata in rapporto alla riduzione del lume o del diametro

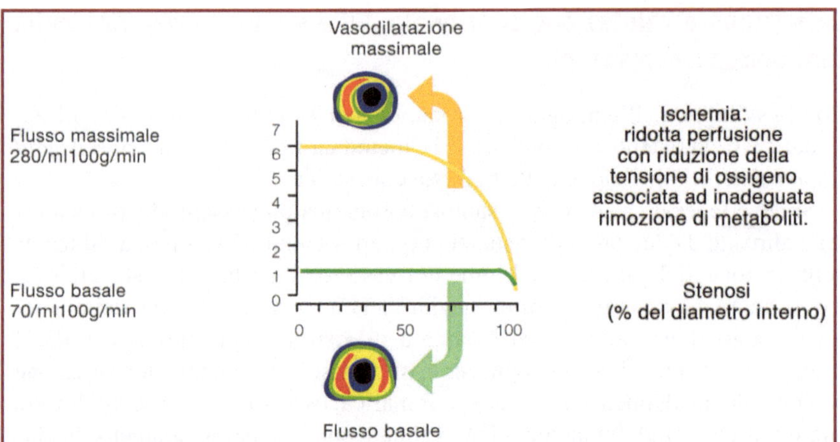

Fig. 5.2. Riserva coronarica. Interrelazione stenosi-microcircolazione

venga ridotto a circa il 90% il diametro dell'arteria. In assenza di un aumento del tono muscolare coronarico, di ipertrofia, o di tutte quelle condizioni che determinino una disfunzione del microcircolo, è necessaria una stenosi in genere severa per limitare il flusso coronarico massimale durante uno sforzo.

Può essere difficile attribuire una potenzialità ischemica, nel singolo paziente, a stenosi moderatamente severe (cioè quelle con una riduzione del diametro compresa tra il 50 e l'80%).

In molti soggetti con malattia coronarica la decisione di eseguire una procedura di rivascolarizzazione deve essere basata non solo sull'aspetto anatomico, ma anche sulla severità funzionale della stenosi.

Nella valutazione del potenziale ischemico è quindi di estrema importanza la conoscenza dei risultati dei test funzionali non invasivi. La definizione angiografica della severità di una stenosi, inoltre, non sempre fornisce informazioni prognostiche.

Quando è presente una lesione coronarica di moderata entità, tra il 50 e l'80%, e i test non invasivi dimostrano un'ischemia miocardica, nel caso in cui la terapia medica sia inefficace nel controllare i sintomi, è indicata una procedura di rivascolarizzazione miocardica. Nel caso, invece, in cui i test non invasivi non mostrino ischemia nonostante il persistere di dolore toracico, è utile avere una valutazione funzionale della stenosi. La *fractional flow reserve* (FFR) rappresenta un indice funzionale attendibile nella valutazione di una stenosi coronarica. La FFR identifica il flusso massimale miocardico nel territorio di distribuzione di un'arteria coronarica in presenza di una stenosi rapportato al flusso massimo teorico. Questo indice rappresenta la frazione del flusso massimale che può essere ottenuto in presenza di una stenosi coronarica. In sintesi viene calcolato il gradiente di pressione trans-stenotico, dopo aver somministrato adenosina per via intra-coronarica od endovenosa, ottenendo quindi la massima vasodilatazione a valle di una placca. Il valore viene calcolato dal rapporto della pressione registrata a valle di una stenosi diviso quello riscontrato a monte. L'indice normale è uguale ad 1. Viene considerato anomalo un valore inferiore allo 0,75. Dividendo la misura della pressione ottenuta a valle, ad esempio 52 mmHg, con quella rilevata a monte, ad esempio 101 mmHg, si ottiene un valore di FFR pari a 0,51, chiaramente anomalo. Questo indice è facilmente calcolabile durante uno studio coronarografico ed è indipendente da variazioni fisiologiche che possono modificare il flusso miocardico basale, quali l'aumento di pressione arteriosa o di frequenza cardiaca.

Un altro metodo per valutare la componente funzionale di una stenosi è lo studio della velocità di flusso, a monte ed a valle, con l'utilizzo di una sonda Doppler (*Doppler flow velocity*). La variazione di velocità è proporzionale alla variazione di flusso, nell'assunto che il calibro dell'arteria sia costante.

Limiti dell'angiografia coronarica

L'angiografia coronarica è tradizionalmente considerata la tecnica di imaging più accurata per la valutazione della cardiopatia ischemica e per la definizione del numero e dell'entità delle stenosi. Un limite insito dell'angiografia coronarica è legato al fatto che, mentre la malattia aterosclerotica si sviluppa essenzialmente nella parete del vaso, l'angiografia coronarica rileva un'immagine del lume vasale. Studi anatomopatologici e dati IVUS (ecografia intravascolare coronarica) hanno consistentemente dimostrato che tratti di arterie coronariche angiograficamente "normali" spesso contengono un significativo carico aterosclerotico. La stenosi coronarica viene definita in base alla riduzione percentuale del diametro del vaso in rapporto ad un segmento a monte ed a valle, considerati apparentemente normali. Poiché la malattia aterosclerotica è spesso diffusa a tutto l'albero coronarico, è possibile che nel segmento di riferimento ci sia un processo aterosclerotico di parete. L'entità della stenosi può quindi essere sottostimata quando vi sia un processo degenerativo aterosclerotico diffuso a tutto il vaso preso in esame.

Il processo di rimodellamento positivo, processo in cui il diametro del vaso si ingrandisce per contrastare la riduzione del calibro prodotto dalla placca aterosclerotica, comporta inoltre che l'angiografia coronarica possa sottostimare l'entità dell'aterosclerosi.

Numerosi *trials* hanno dimostrato che la maggior parte delle trombosi coronariche si verificano su una placca non ostruttiva e spesso si formano su placche che presentano stenosi da lievi a moderate. Studi anatomopatologici di pazienti deceduti per infarto miocardico o per morte improvvisa hanno stabilito che è l'estensione della aterosclerosi coronarica, più che la severità della stenosi, l'elemento prognostico importante. D'altro canto l'infarto miocardio spesso è il risultato della rottura di una placca vulnerabile che non determina alcuna riduzione del lume coronarico. La visualizzazione di queste placche non è evidenziabile tramite l'angiografia coronaria. La necessità di misurare il carico aterosclerotico e l'analisi della composizione della placca è diventata quindi di grande importanza per la valutazione della cardiopatia ischemica.

6

Caratteristiche anatomo-patologiche della placca coronarica

Massimo Fioranelli

Placca aterosclerotica

Mentre la malattia coronarica, gli incidenti vascolari cerebrali e le vasculopatie periferiche rappresentano le più comuni manifestazioni dell'aterosclerosi, questa decorre progressivamente senza alcun sintomo per la maggior parte del suo processo evolutivo. In generale la severità di una stenosi coronarica ha uno scarso potere predittivo nei confronti di eventi cardiaci quali morte improvvisa, infarto miocardico od angina instabile. Negli ultimi anni, quindi, l'attenzione è stata posta più che sulla severità della stenosi che sulla biologia dell'ateroma.
La parete arteriosa è composta di tre strati:

- l'intima, di 150-200 µm in diametro, composta dalle cellule endoteliali, dalle adiacenti cellule muscolari, dalla matrice extra-cellulare e separata dalla tunica media dalla membrana elastica interna;
- la media, di 100-350 µm in diametro, composta da cellule muscolari lisce, elastina, e collagene, circondata dalla membrana elastica esterna;
- l'avventizia, di 300-500 µm in diametro, contenente tessuto fibroso e circondata da tessuto connettivale perivascolare e grasso epicardico.

L'endotelio rappresenta una difesa della parete vascolare, regolandone la proliferazione cellulare, i fenomeni infiammatori, i processi trombotici. La sua disfunzione rappresenta un punto critico dello sviluppo della malattia aterosclerotica. Esso è rappresentato da un singolo strato di cellule e costituisce l'elemento di contatto tra il sangue e la parete arteriosa. L'aterosclerosi si sviluppa nell'intima a partire dalla stria lipidica fino alla placca fibrolipidica, attraverso vari stadi. Inizialmente particelle lipoproteiche ossidate si accumulano nell'intima. Successivamente si assiste all'infiltrazione di leucociti ed alla trasformazione di monociti in macrofagi. Questi, a loro volta, fagocitano le LDL ossidate e si trasformano in cellule schiumose (*foam cells*), ricche di colesterolo, che subiscono un processo di apoptosi. Cellule muscolari lisce migrano dalla tunica media all'intima e producono matrice extracellulare, fornendo l'impalcatura strutturale della placca. Attraverso la produzione di citochine si accumulano ulteriormente nella placca cellule immunocompetenti

P. Pavone, M. Fioranelli, *Malattia coronarica*. ISBN 978-88-470-0849-6; © Springer 2008

quali linfociti T, monociti e plasmacellule. Il processo finale è la formazione di una lesione più o meno grande, costituita da un nucleo centrale lipidico (*lipid core*), da un cappuccio fibroso connettivale (*fibrous cap*), infiltrati di cellule immunocompetenti e noduli di calcio. Il calcio che si deposita nelle arterie coronarie è intimamente associato allo sviluppo della placca. È un processo attivo e può essere osservato in tutti gli stadi di sviluppo dell'ateroma. Risultati ottenuti da studi istopatologici e da valutazioni intracoronariche con ultrasuoni (IVUS) hanno confermato la stretta relazione esistente tra il carico aterosclerotico e la quantità di calcio coronarico. La prevalenza delle calcificazioni è strettamente correlata all'età ed aumenta consistentemente negli uomini dopo i 50 anni e nelle donne dopo i 60.Tuttavia le placche coronariche e le loro calcificazioni hanno una debole correlazione con l'entità della stenosi coronarica. Anche se non tutte le placche presentano calcificazioni, il calcio totale è approssimativamente il 20% di tutta l'area della placca aterosclerotica. Recentemente è stato dimostrato che il tipo di calcificazione risulta diverso nelle placche dei pazienti con sindrome coronarica acuta (ACS) rispetto a quelli con angina stabile. Nei pazienti con ACS e rottura di placca vi è più frequentemente una disposizione, superficiale o profonda, di piccoli aggregati di calcio; inoltre la quantità complessiva dei depositi di calcio è minore.

Il vaso coronarico tenta di difendersi dall'aggressione aterosclerotica cercando di preservare il lume vasale. Questo processo, che consiste in un incremento del lume vascolare in risposta allo sviluppo di una placca aterosclerotica parietale, è definito rimodellamento positivo. Le lesioni aterosclerotiche che non presentano questo fenomeno sono in grado di ridurre il lume vasale allorché raggiungono, in estensione, almeno il 40% del perimetro delimitato dalla membrana elastica interna. Il grado di riduzione del lume vascolare da parte della placca aterosclerotica è quindi modulato dal processo di rimodellamento vascolare che varia da individuo ad individuo.

Il processo di formazione della placca aterosclerotica, quindi, si sviluppa inizialmente verso l'esterno dell'arteria, preservando il lume vascolare. Mentre l'angina stabile cronica è associata ad un lento sviluppo di una stenosi di grado superiore al 50-70%, una repentina formazione di un trombo è la causa responsabile dell'angina instabile o dell'infarto miocardico.

In effetti le complicanze cui può andare incontro una placca aterosclerotica, indipendentemente dal suo grado di stenosi, sono essenzialmente rappresentate dalla rottura del cappuccio fibrotico superficiale (*fibrous cap*) o dall'ersosione, cioè dalla perdita del tessuto endoteliale di rivestimento. Tutto questo predispone alla formazione di trombi e quindi all'istantanea riduzione del lume vascolare. La placca aterosclerotica che presenta caratteristiche istopatologiche che la predispongono ad avere tali tipi di complicanze viene definita placca vulnerabile.

Placca vulnerabile

Nonostante i numerosi progressi nel trattamento e nella prevenzione della coronaropatia aterosclerotica, le sindromi coronariche acute (SCA) e le loro complicanze rappresentano ancora oggi una delle principali cause di morbilità e mortalità nei Paesi occidentali.

La difficoltà nell'identificare, tra soggetti asintomatici, i pazienti potenzialmente a rischio di evento coronarico acuto rappresenta il limite delle attuali metodiche di screening. È noto, infatti, che la presenza di placche aterosclerotiche stenosanti a carico dei vasi epicardici sia causa soltanto di un'esigua porzione di SCA. Più frequentemente il meccanismo responsabile della trombosi coronarica acuta è rappresentato dalla rottura del sottile cappuccio fibroso di una placca aterosclerotica (nell'80% degli uomini e nel 50% delle donne) o dall'erosione superficiale dell'intima con esposizione di substrati trombogeni (20% nel sesso maschile, circa il 50% in quello femminile).

Queste nuove evidenze hanno portato a sviluppare il concetto di placca vulnerabile, o placca ad alto rischio. Sono vulnerabili, ossia a potenziale rischio di instabilizzazione, le placche con ampio nucleo (*core*) lipidico, sottile cappuccio fibroso, abbondante quota di cellule infiammatorie e ricchezza di metalloproteasi (Fig. 6.1). Simile al concetto di placca instabile, quello di placca vulnerabile è molto più biologico e meno angiografico: queste placche rischiano la rottura e quindi l'esposizione di substrati trombogeni con il rischio di trombosi acuta murale o occlusiva. Potremmo quindi definire come placca vulnerabile quella in cui vi sia un aumentato rischio di trombosi e di rapida progressione della stenosi. Accanto a questa definizione vi è quella di fibroateroma con sottile cappuccio fibrotico infiammato (*inflammed thin-cap fibroatheroma*, TCFA).

Un'ulteriore definizione è quella di "paziente vulnerabile", cioè di quel paziente ad alto rischio di eventi ischemici cardiovascolari dovuti ad un elevato carico aterosclerotico.

In ogni caso, se tutti gli eventi coronarici acuti sono legati alla presenza di una placca vulnerabile, non tutte le placche vulnerabili causano eventi coro-

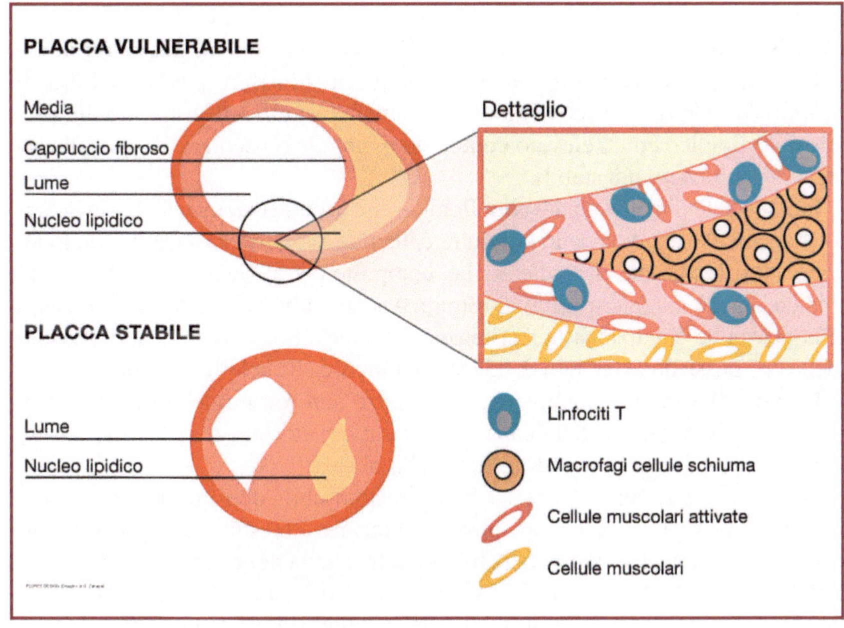

Fig. 6.1. Caratteristiche istologica della placca vulnerabile e stabile

narici. In effetti non tutte le placche vulnerabili vanno incontro a rottura od erosione, e non tutte le erosioni e le rotture di una placca causano invariabilmente un evento coronarico. Gli eventi coronarici si verificano quando si forma un trombo che ostruisce il flusso in un'arteria che fornisce irrorazione ad un'area critica di miocardio in cui non vi sia un adeguato flusso collaterale. Una fibrillazione ventricolare può verificarsi allorché il tessuto miocardico sia elettricamente vulnerabile.

Appare chiaro come il riconoscimento in vivo delle placche vulnerabili assuma particolare importanza, potendo condizionare scelte terapeutiche mirate, indipendentemente dal grado di stenosi luminale. Non solo, la diagnosi in vivo di placche ad alto rischio potrebbe essere utile nel definire un percorso diagnostico clinico, nonché terapeutico, incentrato sull'utilizzo di agenti farmacologici stabilizzanti di placca, determinando una potenziale riduzione della morte improvvisa e dell'infarto miocardio non fatale. In tal senso negli ultimi anni si è assistito allo sviluppo di innovative tecniche di imaging intra-coronarico finalizzate ad una più accurata caratterizzazione tissutale della placca aterosclerotica.

L'ultrasonografia, o ecografia intravascolare (IVUS), rappresenta uno dei nuovi approcci complementari alla valutazione angiografica dell'albero coronarico, fornendo immagini tomografiche ad alta risoluzione e consentendo di studiare la placca aterosclerotica a tutto spessore, definendone la composizione e la distribuzione in senso radiale e longitudinale.

Istologia della placca vulnerabile

È stata evidenziata una relazione tra l'estensione del *core* lipidico e la vulnerabilità della placca aterosclerotica: un ampio *core* lipidico correla con una maggiore probabilità di rottura della placca e pertanto di trombosi coronarica acuta. Si è osservato, infatti, come placche non stenosanti all'angiografia, ma con un'estensione maggiore del *core* lipidico, risultassero più suscettibili di rottura; al contrario, placche emodinamicamente significative, ma con un piccolo *core* lipidico ed un elevato contenuto di cellule muscolari lisce e collagene, si presentavano più stabili.

Inoltre sia le dimensioni del *core* lipidico che la composizione dello stesso sono elementi che condizionano la rottura della placca aterosclerotica. Secondo alcuni Autori le placche aterosclerotiche, composte per almeno il 40% da tessuto lipidico, sono a maggior rischio di rottura. Anche il tipo di colesterolo contenuto nella placca ne condiziona la resistenza meccanica. Sono placche più resistenti quelle che possiedono cristalli di colesterolo invece che colesterolo liquido.

Uno dei fattori che condiziona la tendenza alla rottura della placca aterosclerotica è lo spessore della capsula fibrosa: quanto maggiore è lo spessore, tanto minore è la possibilità di rottura della placca.

In genere le lesioni aterosclerotiche responsabili dell'infarto presentano una capsula fibrosa sottile, con spessore inferiore a 60 μm, ed un nucleo lipidico sottostante ben sviluppato. A livello della spalla della capsula fibrosa, nel tratto di giunzione tra la placca e la parete sana, dove maggiore è lo stress circonferenziale prodotto dalla pressione del sangue, si repertano spesso fissurazioni che mettono in contatto il *pool* lipidico sottostante con il lume vasale.

L'infiammazione è un fattore determinante la vulnerabilità della placca. La rottura della capsula fibrosa si associa abitualmente ad una marcata infiltrazione locale di macrofagi, linfociti T e plasmacellule. I macrofagi possono rilasciare alcune metalloproteinasi, tra cui le collagenasi, le gelatinasi e la stromelisina, in grado di degradare la matrice intracellulare ed indebolirne la struttura connettivale. Ed è proprio l'assottigliamento della capsula fibrosa, indotto dalle metalloproteinasi liberate dai macrofagi, l'elemento che favorisce la rottura della placca aterosclerotica. Inoltre alcune di queste sostanze possono assottigliare lo strato muscolare, contribuendo al fenomeno del rimodellamento positivo, che rappresenta un fattore di rischio per rottura di placca.

È stata inoltre osservata una peculiare distribuzione geografica della placca aterosclerotica ad alto rischio; le regioni prossimali e medie delle principali arterie coronarie sono quelle più frequentemente sede di placche vulnerabili. Inoltre in uno stesso paziente vi è spesso più di una placca vulnerabile. In effetti nell'80% dei soggetti con sindrome coronarica acuta si trovano due o più placche instabili, il che suggerisce che l'instabilizzazione sia un processo diffuso all'intero albero coronarico e spesso all'intero sistema vascolare.

Sintetizzando queste sono le principali caratteristiche delle placche vulnerabili:

- presenza di un sottile cappuccio fibroso (<65 μm);
- esteso *pool* lipidico centrale;
- presenza di abbondante infiltrato infiammatorio in corrispondenza del cappuccio fibroso.

7

Ultrasonografia o ecografia intravascolare (IVUS)

Massimo Fioranelli, Maria Bianchi

L'angiografia, pur rimanendo la tecnica standard di imaging del circolo coronarico, presenta alcune importanti limitazioni. Come dimostrato dalla maggior parte degli studi autoptici, l'angiografia spesso sottostima l'estensione e la severità delle stenosi coronariche. Nonostante l'acquisizione di immagini da diverse angolazioni, spesso le lesioni sono eccentriche e quindi di difficile valutazione; la presenza di rami collaterali sovrapposti o le localizzazioni ostiali od alle biforcazioni, inoltre, limitano la capacità dell'analisi angiografica. Anche i segmenti angiograficamente normali spesso sono patologici all'esame autoptico, con conseguente sottostima della gravità della malattia ateromasica.

L'ecografia intravascolare coronarica (IVUS) è una tecnica di imaging che, attraverso l'utilizzo degli ultrasuoni, permette lo studio dei vasi coronarici epicardici mediante valutazione ecografica intraluminale. L'IVUS, permettendo una visualizzazione della sezione vasale a 360° e, quindi, un'analisi del vaso arterioso coronarico indipendente dall'angolo di proiezione, offre maggiore accuratezza nella valutazione delle lesioni aterosclerotiche. Questa tecnica, quindi, offre un'immagine diretta e in tempo reale dell'ateroma, fornendo una prospettiva tomografica delle coronarie e della placca aterosclerotica.

L'equipaggiamento dell'IVUS si compone di tre elementi:
- un catetere con trasduttore;
- un sistema di *pull-back*;
- una consolle contenente il software e l'hardware per convertire il segnale IVUS in immagini.

I cateteri per IVUS attualmente disponibili hanno un diametro esterno compreso tra 2,6 e 3,5F (0,87-1,17 mm). L'acquisizione delle immagini IVUS richiede l'incannulazione del vaso prescelto con un catetere guida ed il successivo inserimento di una guida di angioplastica su cui fare avanzare la sonda ultrasonografica (oggi sono disponibili sonde di tipo meccanico ed elettronico). La sonda viene posizionata distalmente alla lesione coronarica che si vuole studiare e quindi ritirata in senso distale-prossimale fino all'ostio del vaso, in modo da ottenere una successione di immagini trasversali dei vasi coronarici.

P. Pavone, M. Fioranelli, *Malattia coronarica*. ISBN 978-88-470-0849-6; © Springer 2008

L'acquisizione delle immagini IVUS può essere effettuata sia manualmente che ricorrendo ad una trazione automatica del catetere (*pull-back* automatico), applicando una velocità costante pari a 0,5 o 1 mm/sec. È indicato, prima di inserire la sonda IVUS all'interno della coronaria, somministrare un bolo di eparina (5000 UI) ed infondere nitrati intracoronarici (nitroglicerina 0,1-0,3 mg).

L'IVUS è quindi una metodica invasiva, quanto la coronarografia, che consente di studiare solo un ramo coronarico per volta, fornendo tuttavia delle informazioni molto preziose relative al lume vasale, alla parete vascolare ed alla presenza e distribuzione della placca aterosclerotica.

La valutazione IVUS di una lesione coronarica è una procedura sicura che comporta una bassa incidenza di complicanze. Lo spasmo coronarico focale rappresenta la complicanza più frequente e si verifica nel 3% delle procedure in pazienti con angina instabile e/o IMA. Le altre complicanze sono decisamente meno frequenti (<1% delle procedure) e possono essere rappresentate da trombosi acuta, dissezione, intrappolamento del filo guida e *slow-flow phenomenon*.

Interpretazione delle immagini IVUS

Gli ultrasuoni vengono riflessi a livello di interfacce tissutali, ossia quando incontrano una variazione sensibile dell'impedenza acustica. Nelle arterie coronarie normali generalmente si individuano due interfacce: una prima tra il lume vasale e l'intima ed una seconda tra la tonaca media e l'avventizia. Lo strato più interno del vaso appare relativamente chiaro (ecoriflettente) ed è costituito dall'interfaccia lume-intima, quello più esterno è decisamente più chiaro ed identifica l'avventizia (Fig. 7.1). Il lume del vaso viene delimitato dallo strato ecoriflettente dell'intima. La distinzione tra il lume e l'intima è favorito dalla presenza del sangue, che nelle immagini IVUS appare come

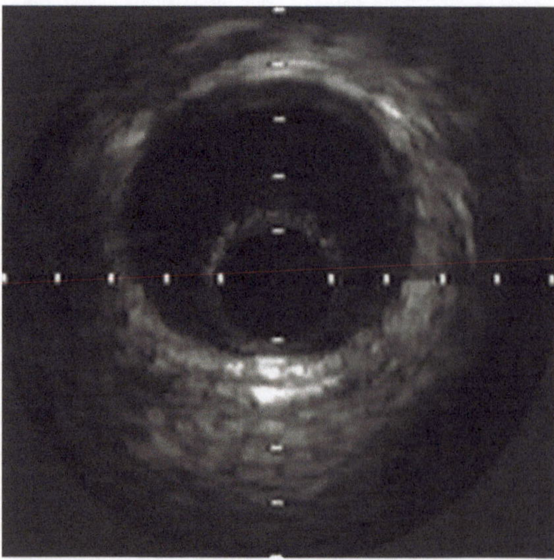

Fig. 7.1. Immagine IVUS normale (Per gentile concessione di *Boston Scientific Corporation*)

una struttura debolmente ecoriflettente ed in movimento. L'ecoriflettenza del sangue è particolarmente d'aiuto in presenza di dissezione, permettendo di identificare la presenza di un tramite tra il piano di dissezione ed il lume.

Con l'IVUS è possibile quindi identificare le tre componenti dell'arteria: intima, media ed avventizia (quest'ultima, in particolare, è identificata nelle immagine IVUS dalle immagini ecoriflettenti della membrana elastica esterna, che delimita lo strato interno dell' avventizia).

Se un vaso normale è caratterizzato da tre strati, legati alla differenza acustica tra gli elementi costitutivi della parete arteriosa, in un vaso malato vengono evidenziati solo due strati, poiché la differenza dei componenti del vaso diviene meno nitida a causa del riflesso ipoecogeno legato alla presenza della placca aterosclerotica. Le dimensioni del vaso arterioso sono determinate dall'area delimitata dalla membrana elastica esterna ed il lume delimitato dal bordo dell'intima: tale area è definita *Cross Sectional Area* (CSA) della placca.

La tecnica IVUS è l'unica metodica in grado di caratterizzare la placca aterosclerotica a tutto spessore, di valutare la parete avventiziale esterna dell'arteria e di analizzare il fenomeno di rimodellamento positivo, fattore di rischio per la rottura di placca.

Studi di validazione istologica hanno dimostrato che la placca aterosclerotica può essere classificata in lesioni a composizione prevalentemente lipidica, fibrosa o calcifica. Quindi, sulla base dell'ecogenicità della placca, l'ateroma coronarico può essere differenziato con le immagini IVUS in tre categorie:

- regioni iper-riflettenti con ombra acustica, corrispondenti a depositi di calcio;
- regioni iper-riflettenti, corrispondenti a zone di fibrosi e microcalcificazioni;
- regioni ipoecogene, corrispondenti a materiale trombotico o lipidico.

L' IVUS consente quindi di identificare tre tipi placca:

- placca di tipo ipoecogena, o soffice, caratterizzata da ecoriflettenza diversa da quella della membrana elastica esterna (Fig. 7.2);

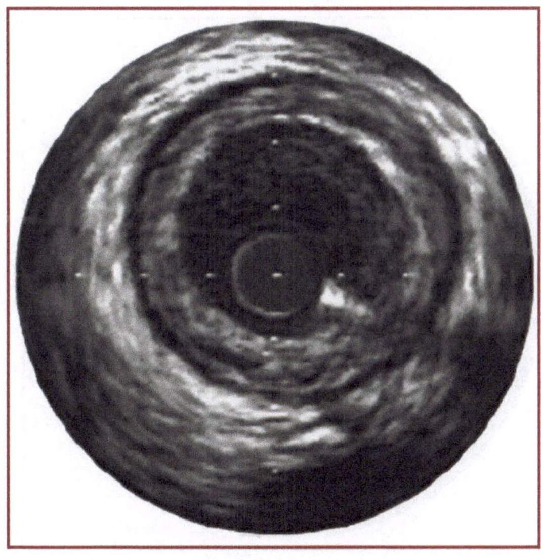

Fig. 7.2. Placca di tipo ipoecogeno (Per gentile concessione di *Boston Scientific Corporation*)

- placca di tipo fibroso, con ecoriflettenza simile a quella dell'avventizia e caratterizzata da un alto contenuto di collagene ed elastina (Fig. 7.3);
- placca calcifica, ecoriflettente con cono d'ombra (Fig. 7.4).

Con l'indagine IVUS si riescono dunque a differenziare, nelle placche aterosclerotiche, le lesioni a composizione prevalentemente lipidica, fibrosa o calcifica. Sebbene l'IVUS identifichi con alta sensibilità e specificità il tessuto fibroso e calcifico, la metodica risulta meno accurata nell'identificare il tessuto lipidico. Per quanto riguarda i depositi di calcio, invece, l'IVUS presenta una sensibilità ed una specificità significativamente superiore all'angiografia.

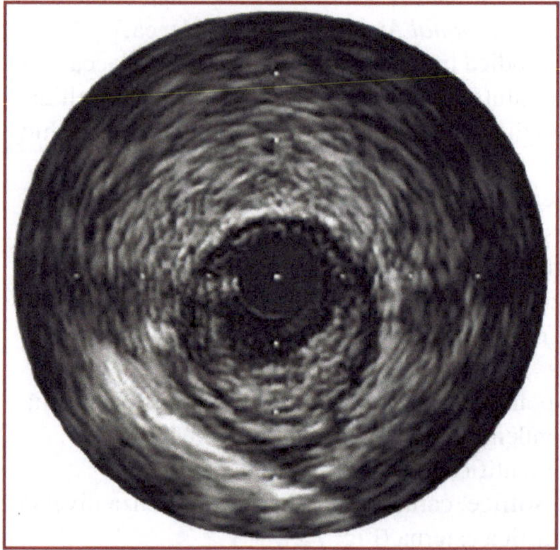

Fig. 7.3. Placca di tipo fibroso (Per gentile concessione di *Boston Scientific Corporation*)

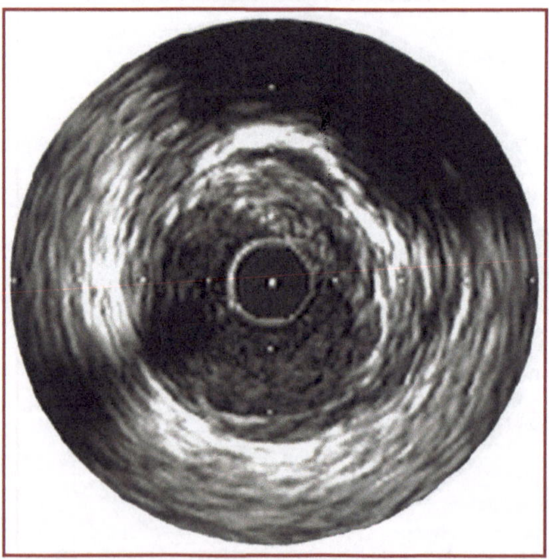

Fig. 7.4. Placca calcifica (Per gentile concessione di *Boston Scientific Corporation*)

Applicazioni diagnostiche ed interventistiche dell'IVUS

Gli studi con IVUS nei pazienti sottoposti ad angioplastica coronarica hanno dimostrato che l'aterosclerosi coronarica è presente in oltre il 90% dei pazienti, anche in quei vasi che appaiono normali alla coronarografia. Nelle fasi iniziali dell'aterosclerosi può verificarsi un fenomeno di rimodellamento positivo prima che si apprezzi una riduzione angiografica del lume coronarico.

Varie sono le applicazioni diagnostiche dell'IVUS: la valutazione della composizione della placca, la misura del grado di stenosi, la valutazione del diametro vasale e la scelta del tipo di stent da utilizzare per l'angioplastica. Tale tecnica è inoltre utile nella valutazione di lesioni coronariche angiograficamente sub-critiche, in particolar modo quelle a localizzazione ostiale, alle biforcazioni e quelle a carico del tronco comune. Si può valutare il risultato di una procedura, come nel controllo *post-stenting*, che consente di verificare la corretta e completa apposizione dello stent (particolarmente importante nell'era degli stents medicati), il diametro luminale minimo residuo, la presenza di complicanze (come una dissezione) ed il grado di re-stenosi.

Considerato che il limite di risoluzione dell'IVUS è di 150-300 μm, le informazioni fornite dall'IVUS non sono utili nell'identificare l'entità del cappuccio fibroso, ma la caratterizzazione della placca aterosclerotica con i nuovi sistemi integrati di codifica dei colori (*virtual histology*) è utile nell'identificazione della morfologia della placca. Questo estenderà, nel futuro, l'impiego della tecnica IVUS anche a quelle lesioni angiograficamente non significative, ma potenzialmente a rischio.

8

TC delle coronarie: identificazione e caratterizzazione della placca aterosclerotica

Paolo Pavone, Roberto Leo

Visualizzazione della parete vasale con la TC delle coronarie

Nei capitoli precedenti abbiamo indicato come la tecnica tridimensionale di TC delle arterie coronarie sia in grado di dimostrarne l'anatomia, ottenendo, con mezzo di contrasto endovenoso, una opacizzazione di questi vasi e permettendo una dimostrazione delle singole arterie utilizzando tecniche di ricostruzione delle immagini (planimetrica e volumetrica) che consentono un'analisi dettagliata delle strutture anatomiche e della parete. Questo tipo di indagine consente pertanto, forse unica tra tutte le indagini per la valutazione delle arterie coronarie, di visualizzarne il lume in maniera non invasiva e contemporaneamente di vedere la parete. Al contrario, con la tecnica angiografica con catetere abbiamo soltanto una visualizzazione del lume interno, pervio, delle arterie coronarie. Possiamo capire che esiste una malattia aterosclerotica a livello della parete solo in quanto riusciamo ad identificare un restringimento del lume, opacizzato dal mezzo di contrasto. Con la tecnica di ultrasonografia intravascolare (IVUS), invece, abbiamo una visualizzazione eccellente della parete (si tratta sempre e comunque di una tecnica invasiva, con catetere introdotto in arteria), ma non visualizziamo contemporaneamente il lume se non in maniera bidimensionale, non diretta.

La TC è pertanto la prima tecnica che consente di vedere contemporaneamente lume vascolare e parete. La visualizzazione della parete è il grande vantaggio che questa nuova tecnica offre nella valutazione della malattia aterosclerotica. Si tratta, infatti, di una malattia che interessa la parete vascolare e siamo in grado, per la prima volta in maniera non invasiva, di visualizzare l'interessamento dell'aterosclerosi e di fare valutazioni sul tipo di placca che possono avere, come vedremo, anche implicazioni a fini prognostici e terapeutici.

Parete normale delle coronarie con TC

La visualizzazione della parete normale è possibile in quanto il lume arterioso è opacizzato dal mezzo di contrasto, quindi fortemente iperdenso, chiaro e brillante nelle immagini TC. La parete non è invece opacizzata, mantiene una bassa

P. Pavone, M. Fioranelli, *Malattia coronarica*. ISBN 978-88-470-0849-6; © Springer 2008

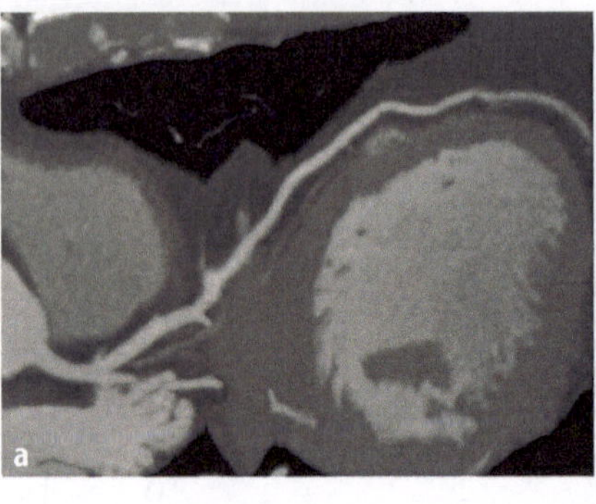
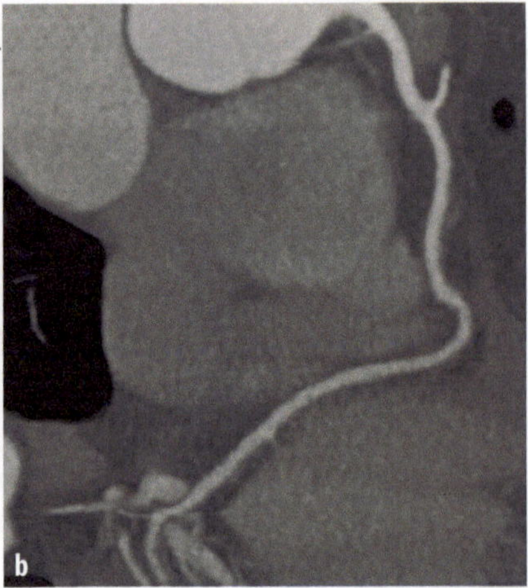

Fig. 8.1 a, b. Vasi normali valutati con tecnica bidimensionale. **a** Arteria coronaria discendente anteriore. **b** Arteria coronaria destra. La parete vascolare è appena identificabile, in quanto sottile, di spessore normale. I vasi sono circondati da tessuto adiposo, nettamente ipodenso

densità e quindi siamo in grado di differenziarla e di identificarla; è tuttavia molto sottile, viene visualizzata appena nelle immagini TC (Fig. 8.1), ma questo non è un elemento negativo se partiamo dall'idea che non vedere la parete significa essere in una condizione di parete vascolare di spessore normale. L'identificazione delle pareti avviene soltanto con tecnica bidimensionale, planimetrica, che ci permette di differenziare la componente interna del vaso, iperdensa poichè opacizzata dal mezzo di contrasto, dalla parete esterna, ipodensa. Nelle immagini si riconosce facilmente, sia sul piano longitudinale che sul piano trasversale che taglia l'arteria in maniera circonferenziale, il lume e la parete arteriosa.

Identificazione delle placche aterosclerotiche con la TC delle coronarie

L'identificazione della placca aterosclerotica viene sempre eseguita (come segnalato nel Capitolo 4, "Ricostruzione delle immagini") utilizzando sia la tecnica tridimensionale, che ci permette di vedere l'esterno del vaso opacizzato dal mezzo di contrasto, che la tecnica bidimensionale, dove abbiamo una visualizzazione dell'interno del vaso opacizzato dal mezzo di contrasto e della parete. Le placche aterosclerotiche sono pertanto visualizzate come aree di maggiore spessore della parete, definendo pertanto il rapporto tra la parete interessata dall'aterosclerosi e il lume, che può essere ridotto e stenosato.

Caratterizzazione della placca in base ai valori densitometrici: placca fibrolipidica e placca calcifica

Il dato più importante che si ottiene nella visualizzazione diretta della placca aterosclerotica è rappresentato dalla possibilità di caratterizzare la stessa in rapporto alla diversa densità che assumono le sue componenti. Si possono

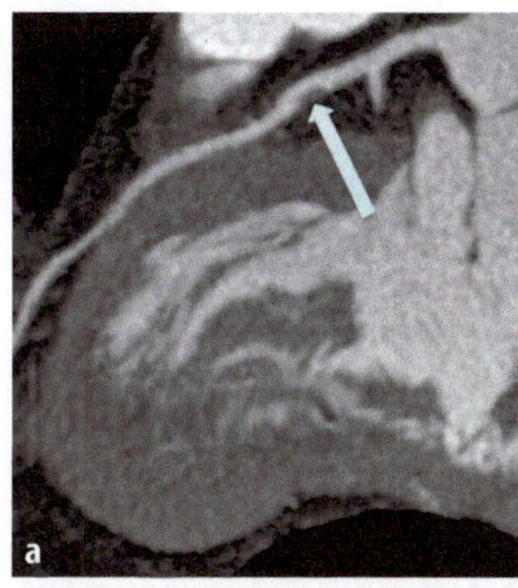

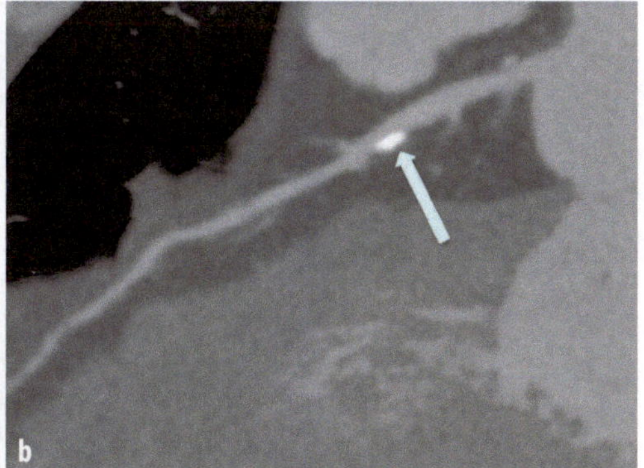

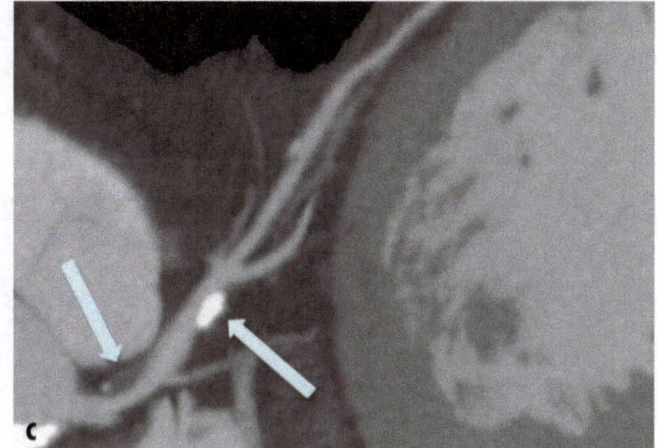

Fig. 8.2 a, b. Placche marginali (*frecce*). Valutazione dell'ispessimento di parete che può essere ben documentato per la differenza di densità rispetto al lume interno. **a** Ipodensa, placca fibrolipidica. **b** Iperdensa, placca calcifica. **c** Presenza contemporanea di una placca *soft* e di una placca calcifica sulla stessa coronaria discendente anteriore. Sono presenti calcificazioni a livello della parete aortica in corrispondenza del seno coronarico

differenziare placche aterosclerotiche a contenuto lipidico (densità molto bassa, inferiore a 0 unità Hounsfield), placche a prevalente componente fibrosa (densità medio-bassa, intorno a 20-30 unità Hounsfield) e, soprattutto, placche calcifiche, con densità molto elevata, nettamente iperdense e chiare nelle immagini ottenute con TC (densità superiore a 300-500 unità Hounsfield). Questa differenziazione tra le tre componenti principali della placca aterosclerotica è resa possibile direttamente nella visualizzazione dell'immagine bidimensionale; negli esempi rappresentati si riconosce bene la componente a bassa densità rispetto alla componente ad elevata densità, calcifica (Fig. 8.2).

La reale differenziazione tra placche a prevalente contenuto lipidico e placche fibrotiche, per quanto ipoteticamente dimostrabile con misurazioni quantitative, è più difficile nella valutazione diretta, dove le diverse densità delle componenti lipidiche e fibrotiche sono invece scarsamente differenziabili. Pertanto, nella TC delle arterie coronariche si fa più frequentemente riferimento al termine "placca fibrolipidica" per indicare una componente aterosclerotica non calcifica (Fig. 8.3). La differenziazione tra componente fibrolipidica e componente calcifica è invece sempre possibile.

Le placche calcifiche sono iperdense, fortemente visibili sia nelle immagini tridimensionali che nelle immagini bidimensionali; al contrario, le placche fibrolipidiche, tenuemente ipodense, sono meno apprezzabili e richiedono una maggiore attenzione da parte del radiologo al momento dell'analisi delle immagini (Fig. 8.4). L'accuratezza nell'identificazione delle placche non calcifiche può pertanto essere inferiore: tuttavia, nell'analisi dei segmenti prossimali delle

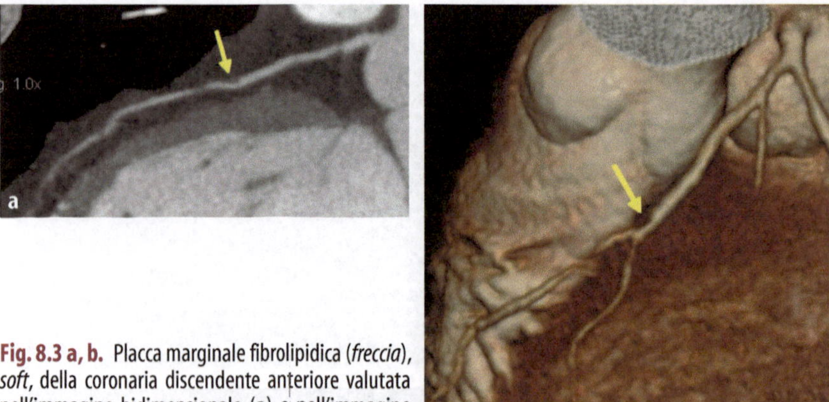

Fig. 8.3 a, b. Placca marginale fibrolipidica (*freccia*), *soft*, della coronaria discendente anteriore valutata nell'immagine bidimensionale (**a**) e nell'immagine tridimensionale con tecnica *volume rendering* (**b**)

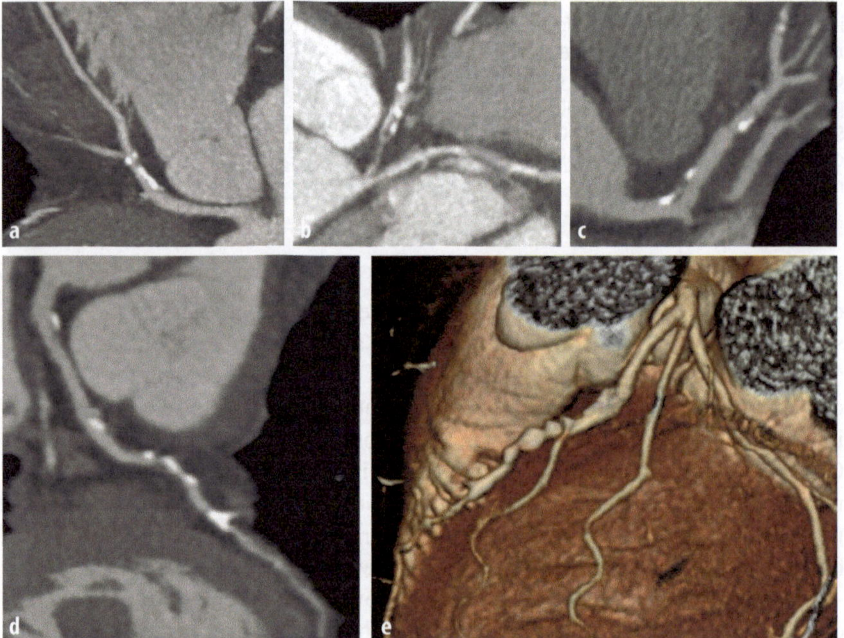

Fig. 8.4 a-e. Placche marginali calcifiche e miste. **a-d** Immagini bidimensionali. **e** Immagine tridimensionale con tecnica *volume rendering*

coronarie, anche questo tipo di placca viene correttamente interpretato e valutato in maniera valida. Occorre ricordare come la TC delle coronarie offra migliori risultati nell'identificazione della malattia coronarica dei rami principali e possa avere limitazioni nell'identificazioni di malattia di parete delle arterie più distali. Questo dato è tuttavia di limitata importanza, in quanto le patologie clinicamente importanti, e che danno luogo a sintomatologie manifeste, sono per lo più localizzate a livello del primo tratto e del tratto intermedio delle coronarie.

Tipo di placca ed evoluzione della malattia aterosclerotica

La malattia di parete vascolare aterosclerotica è una malattia che ha un decorso anche temporale, con meccanismi che sono comuni ai processi infiammatori (come si è ricordato nel Capitolo 5, "Fisiopatologia coronarica") e dove, a volte, la calcificazione può rappresentare la fine del processo patologico. È frequente il riscontro di noduli calcifici parietali, eccentrici, spesso quasi extraluminali (per il coesistere di fenomeni di rimodellamento, come tratteremo più avanti). Pertanto, poter definire una completa calcificazione di una placca aterosclerotica parietale eccentrica e non stenosante (Figg. 8.5, 8.6) può indicare che la malattia di parete ha avuto una conclusione,

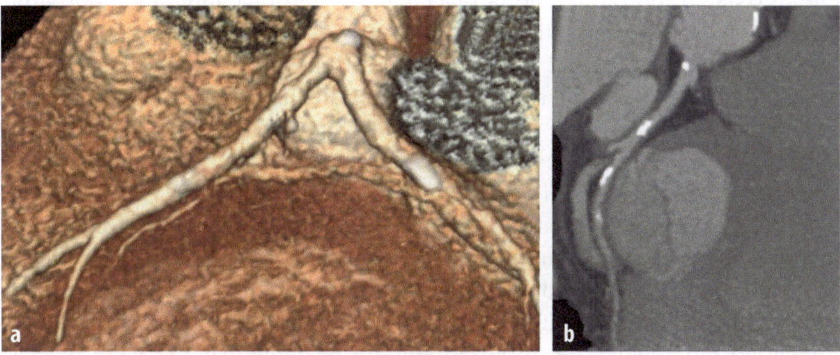

Fig. 8.5 a, b. Placche diffuse della discendente anteriore e della circonflessa

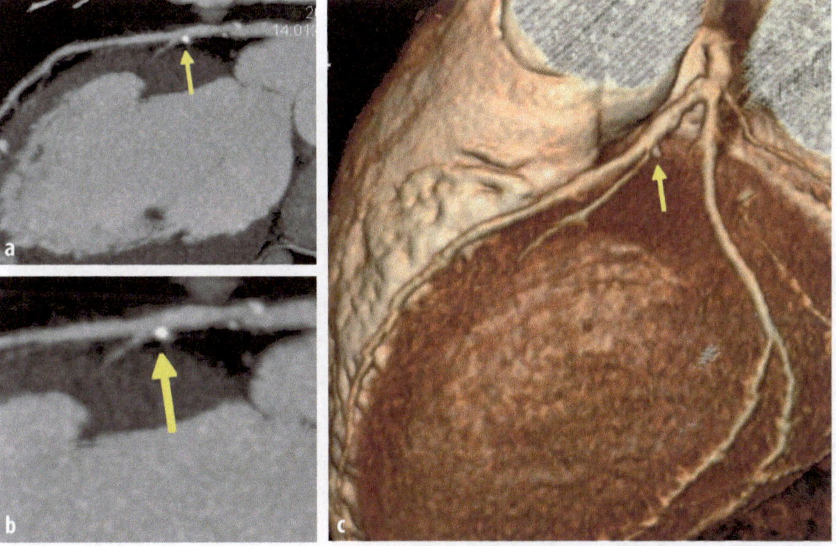

Fig. 8.6 a-c. Piccola placca calcifica marginale (*freccia*) della coronaria discendente anteriore, valutata nelle immagini bidimensionali ricostruite su piani ortogonali (**a**, **b**) e nella immagine tridimensionale (**c**)

è stabilizzata, non andando pertanto incontro ad ulteriori processi patologici (fermo restando che non abbia determinato una stenosi importante). Al contrario, identificare una parete con interessamento da parte di una placca fibrolipidica, pur in assenza di stenosi importante, mette il medico nella condizione di comprendere che il processo aterosclerotico è ancora in atto, non si è concluso, e possono pertanto verificarsi condizioni che portino la malattia a progredire o ad aggravarsi ulteriormente. Sono proprio queste placche, anche in assenza di stenosi emodinamicamente significative, definite placche vulnerabili, a determinare eventi anatomopatologici acuti che possono portare all'insorgenza dell'infarto. Le placche vulnerabili possono subire vari processi: possiamo infatti pensare ad un'ulteriore crescita ed ingrandimento della placca aterosclerotica che vada pertanto a definire una maggiore stenosi del lume, oppure, evenienza che gli anatomopatologi conoscono bene, possiamo ipotizzare che la placca aterosclerotica abbia un'emorragia interna e vada ad ingrossarsi in maniera acuta, determinando pertanto un infarto del miocardio. Infine si può ipotizzare che la placca aterosclerotica non calcifica possa ulcerarsi, liberando materiale ateromatoso e diventando, pertanto, sede di possibile rallentamento di flusso, turbolenza e trombosi (Figg. 8.7, 8.8). Un'altra evenienza possibile è la dissezione della placca aterosclerotica, con possibile contemporanea occlusione del vaso in fase acuta. Queste evenienze, teoriche ma tutte possibili e tutte dimostrate dagli studi di anatomia patologica rappresentano un bagaglio culturale importante per il radiologo e per il cardiologo che possono, pertanto, in base alla caratterizzazione di placca eseguita dalla TC, definire un percorso prognostico e terapeutico più adeguato e mirato al singolo paziente. Mentre nella placca calcifica si può quindi supporre che la malattia aterosclerotica abbia avuto una stabilizzazione, nel caso di placche importanti, fibrolipidiche, anche se non stenosanti (tratteremo in seguito i processi di rimodellamento vascola-

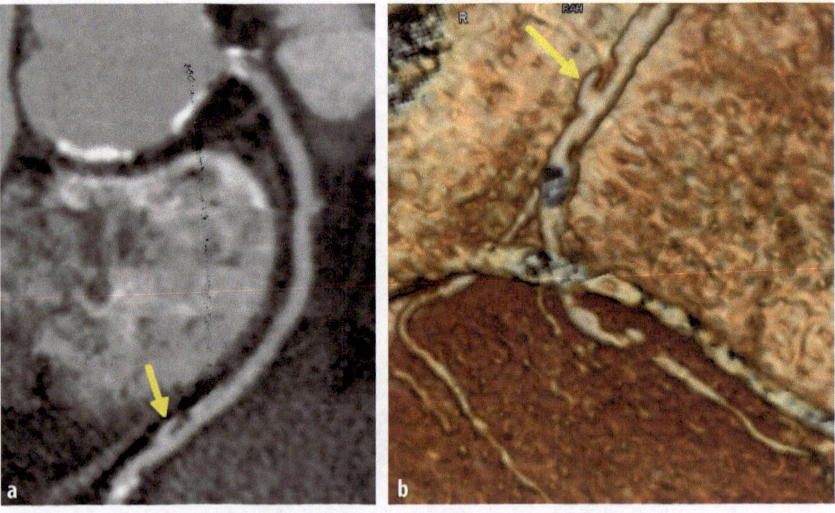

Fig. 8.7 a, b. Placca ulcerata (*freccia*) del tratto distale della coronaria destra

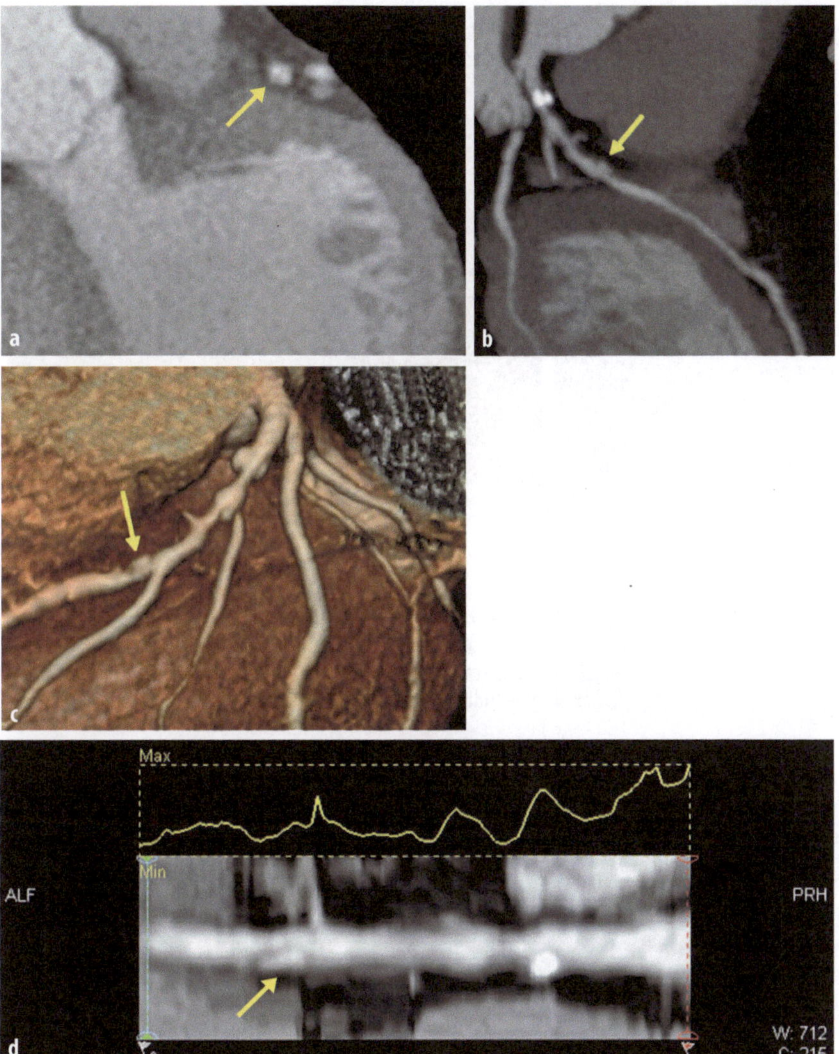

Fig. 8.8 a-d. Placca dissecata (*freccia*) del tratto medio della discendente anteriore. Si apprezza nell'immagine assiale (**a**) la componente di parete intimale che 'flotta' nel lume vascolare e l'opacizzazione dell'interno della placca nell'immagine bidimensionale e tridimensionale (**b**, **c**), dove si è liberato il materiale aterosclerotico (trombolisi). Il paziente aveva accusato sintomi anginosi importanti poche ore prima dell'esame. È presente anche una riduzione di calibro del primo tratto del vaso, con placca calcifica ed una seconda placca fibrolipidica. La ricostruzione bidimensionale con vaso linearizzato (**d**) permette di identificare il *flap* intimale

re), il cardiologo può prendere in considerazione una terapia di supporto per limitare il progresso dell'aterosclerosi e per ridurre la possibilità che eventi acuti possano portare ad ulteriore stenosi od occlusione del vaso.

Ricordiamo, infine, come l'evoluzione della malattia aterosclerotica porti spesso ad una condizione di tipo "misto", con placche di tipo fibrolipidico associate a placche calcifiche lungo il decorso della stessa arteria (Figg. 8.9, 8.10). Anche la stessa placca marginale può peraltro essere costituita da una

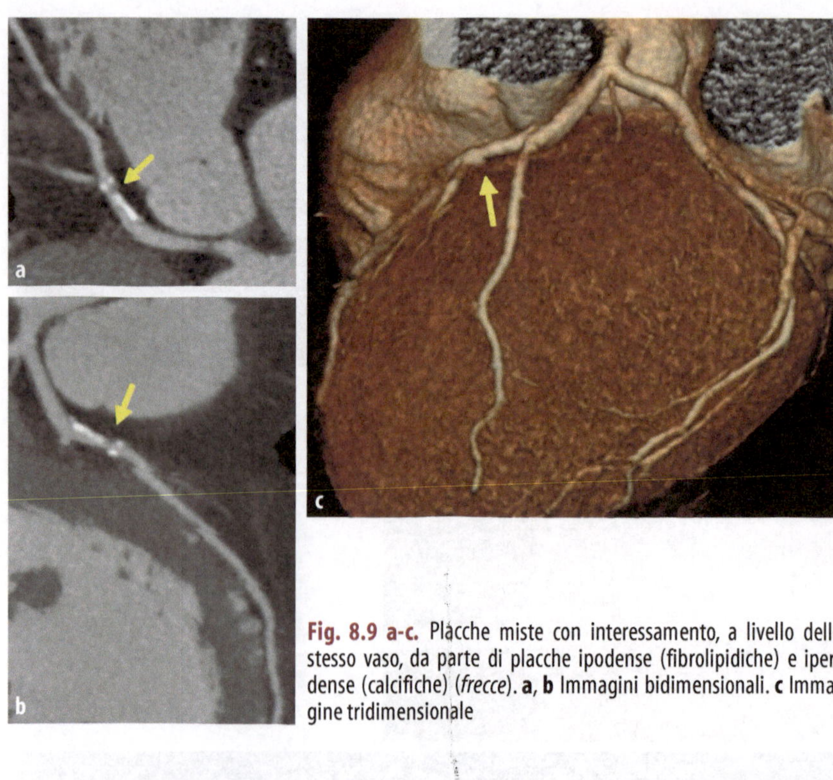

Fig. 8.9 a-c. Placche miste con interessamento, a livello dello stesso vaso, da parte di placche ipodense (fibrolipidiche) e iperdense (calcifiche) (*frecce*). **a**, **b** Immagini bidimensionali. **c** Immagine tridimensionale

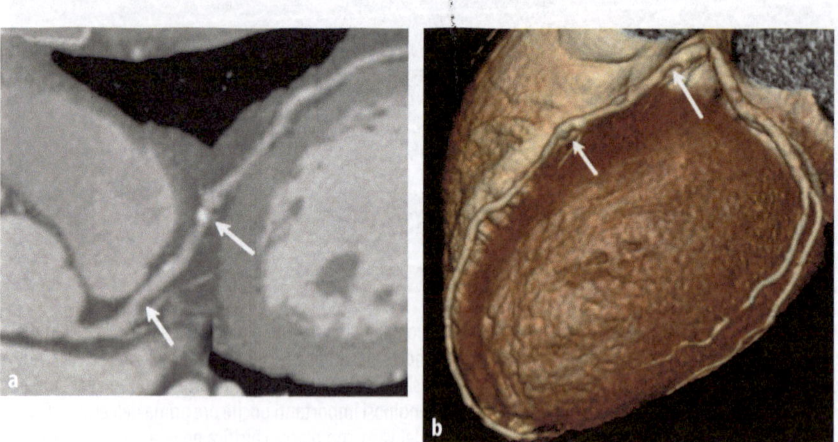

Fig. 8.10 a, b. Placche miste: nella porzione prossimale della discendente anteriore è presente una placca fibrolipidica, *soft*; nel terzo medio si apprezza una placca calcifica (*frecce*). Le immagini sono ricostruite con tecnica bidimensionale (**a**) e tridimensionale (**b**)

componente calcifica, per lo più centrale, con un guscio, o cappuccio, fibrolipidico (Fig. 8.11) che rappresenta la componente ancora attiva della malattia arteriosclerotica. Questo tipo di placca si inserisce nel gruppo delle placche vulnerabili, in quanto la componente del cappuccio fibrolipidico è soggetta a tutte le possibili evenienze anatomopatologiche trattate.

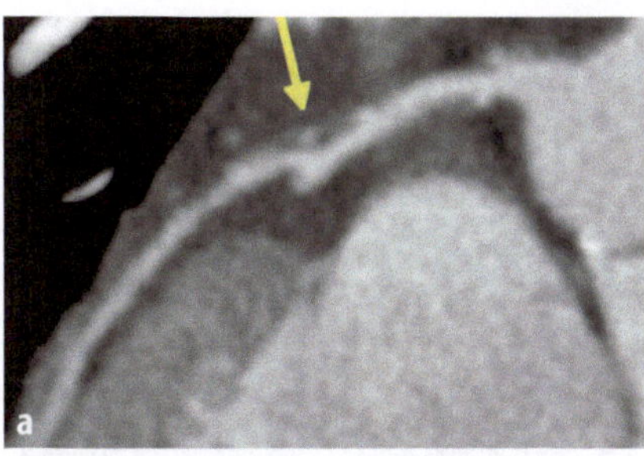

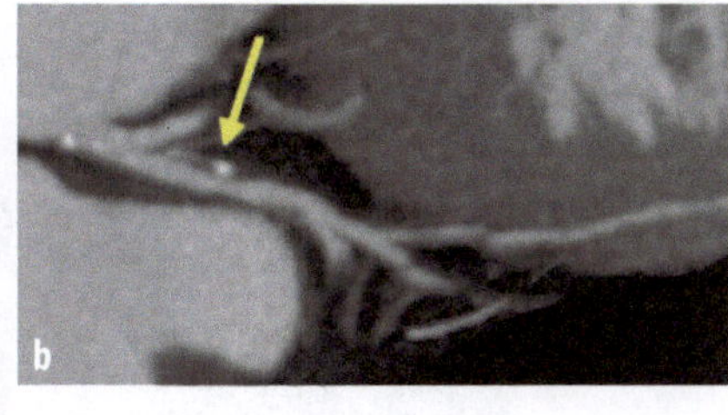

Fig. 8.11 a, b. Placche miste (*freccia*), con evidenza di nucleo calcifico, iperdenso, e cappuccio fibrolipidico, ipodenso. Le immagini sono bidimensionali e dimostrano la modesta riduzione di calibro del vaso (placche eccentriche)

Valutazione delle placche in corso di terapia medica

L'utilizzo di farmaci che riducono in maniera importante il livello del colesterolo a livello ematico può portare alla riduzione della placca aterosclerotica (fibrolipidica, ovviamente, non la placca calcifica che è invece una placca ormai stabilizzata). In TC è pertanto possibile non soltanto identificare la placca, caratterizzata dalla sua componente fibrolipidica, ma addirittura, considerata la malattia aterosclerotica come una malattia viva, cioè in atto, seguire nel tempo l'evoluzione della placca, in fase di terapia. La placca aterosclerotica può subire una riduzione durante terapia con statine e questa riduzione può essere visualizzata, nel tempo, con le immagini di TC tridimensionale (Fig. 8.12 e Tabella 8.1). Si capisce pertanto quale possa essere l'importanza, nel futuro, della tecnica TC per identificare il paziente con placca fibrolipidica non stenosante, nel quale non occorre eseguire tecniche interventistiche per dilatare il vaso, in quanto non esiste riduzione del lume vascolare, ma è possibile invece pianificare un iter terapeutico mirato alla possibile risoluzione del problema o, quanto meno, ad evitare che la placca si accresca ulteriormente o che vada incontro a processi di rapida evoluzione per dissezione o ulcerazione.

Questi concetti sono piuttosto teorici, non sempre confermati, allo stato attuale, dai dati effettivi. Rimane tuttavia importante confermare come, per il cardiologo, possa cambiare lo scenario degli schemi terapeutici, evitando pertanto una terapia lunga e costosa (quale quella con statine) in pazienti che hanno una malattia aterosclerotica stabilizzata, con placche calcifiche, o in pazienti addirittura con coronarie normali, e limitando le terapie ai pazienti che possono trarne un reale vantaggio. Si avrà inoltre la possibilità di monitorare la terapia nel tempo (ovviamente non a breve termine, ma a 2-3 anni) per definirne l'efficacia e per poter valutare anche quale sia il momento nel quale la terapia possa eventualmente essere sospesa.

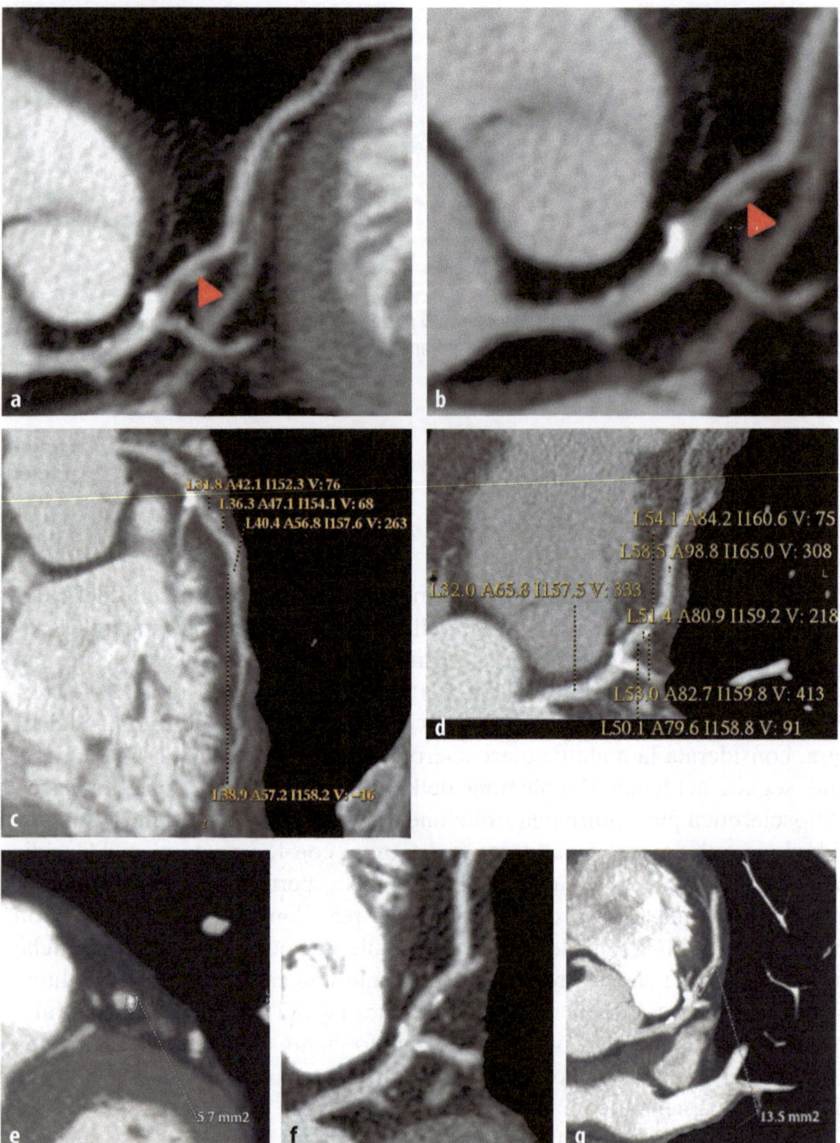

Fig. 8.12 a-g. Riduzione del volume della placca aterosclerotica (*punte di freccia*) (**a**) in controlli di follow-up dopo terapia a base di statine (**b** 03/04/02, **c, d** 09/06/03, **e-g** 26/06/04) (Per gentile concessione del Dr. D. Dowe, Atlantic Imaging Center, Galloway, NJ, USA)

Tabella 8.1. Valori relativi ai controlli di follow-up dopo terapia a base di statine (cfr. Fig. 8.12)

Date	Pannelli Fig. 8.12	Lunghezza della placca (mm)	Area della placca (mm^2)
03.04.2002	b	13,6	19,8
09.06.2003	c, d	13,2	13,7
26.06.2004	e-g	13,2	10,8

9

TC delle coronarie: valutazione di stenosi e occlusioni coronariche

Paolo Pavone

La valutazione della placca aterosclerotica è senz'altro il settore più importante dell'utilizzo della TC. Lo step successivo all'identificazione TC della placca aterosclerotica è la determinazione della riduzione, più o meno significativa, del lume del vaso. Come descritto nel capitolo clinico, infatti, è la riduzione di calibro, con conseguente riduzione di flusso ematico, a definire la potenziale importanza emodinamica della placca aterosclerotica che può, in alternativa, essere limitata alla parete, eccentrica, cioè senza coinvolgimento stenosante del lume. Poter definire con esattezza la riduzione di calibro che determina la placca aterosclerotica è inoltre molto importante per il successivo passo clinico: nella maggior parte dei casi, come vedremo, questa tecnica deve essere utilizzata in pazienti scarsamente o per nulla sintomatici, nei quali la decisione se andare o meno incontro ad indagini ulteriori e maggiormente invasive (coronarografia) è cruciale e dipende principalmente dal grado di interessamento aterosclerotico stenosante od occlusivo dei vasi coronarici.

L'utilizzo della TC tridimensionale delle arterie coronarie, con impiego di mezzo di contrasto, ha reso la possibilità di evidenziare le stenosi in maniera non invasiva una realtà clinico-diagnostica importante. Come definito, infatti, nel capitolo prettamente clinico, soltanto nel caso in cui la riduzione di calibro dell'arteria sia superiore al 70% si viene a verificare, nei modelli sperimentali, una riduzione del flusso tale da determinare riduzione dell'apporto di ossigeno a livello miocardico, con possibile sviluppo di una sintomatologia. Non è però raro o aneddotico il caso di pazienti completamente asintomatici che possono avere malattia aterosclerotica anche importante con stenosi significativa delle coronarie. Ai fini della decisione sul migliore successivo approccio terapeutico, nella pratica clinica una stenosi viene definita significativa quando determina una riduzione del lume vasale superiore al 50%. Scopo della TC, a fini diagnostici, è pertanto definire con esattezza se ci si trova di fronte a stenosi inferiori o superiore al 50%, quindi significative o meno. Nei casi in cui ci siano stenosi significative, rilevanti, dimostrate con la TC, vi è comunque l'indicazione ad eseguire indagini coronarografiche invasive, con catetere, che avranno il compito di caratterizzare e quantizzare al meglio la stenosi e di definire il tipo di trattamento, con angioplastica e stent.

P. Pavone, M. Fioranelli, *Malattia coronarica*. ISBN 978-88-470-0849-6; © Springer 2008

Stenosi non significative, moderate

Il riscontro di stenosi non significative durante l'esecuzione di esami TC delle arterie coronarie è molto frequente. L'identificazione della placca consente infatti di dimostrare la possibilità della TC di definire l'influenza che la placca ha nei confronti del lume vascolare; placche marginali, prevalentemente eccentriche, localizzate in un segmento limitato della parete, comportano normalmente una riduzione di calibro inferiore al 50% (Figg. 9.1, 9.2). Queste placche possono ovviamente essere calcifiche, con processo aterosclerotico che ha raggiunto il suo termine e che generalmente non è in progressione, o

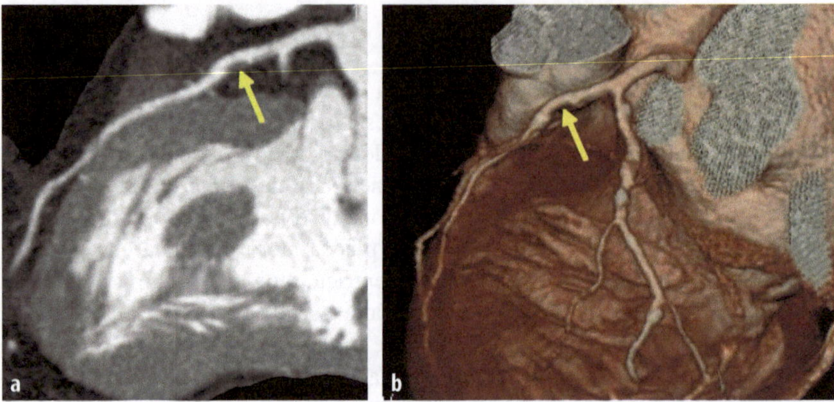

Fig. 9.1 a, b. Placca marginale fibrolipidica (*freccia*) a livello del terzo medio-prossimale della coronaria discendente anteriore, senza significativa riduzione del calibro. **a** Immagine bidimensionale; **b** Immagine tridimensionale VR

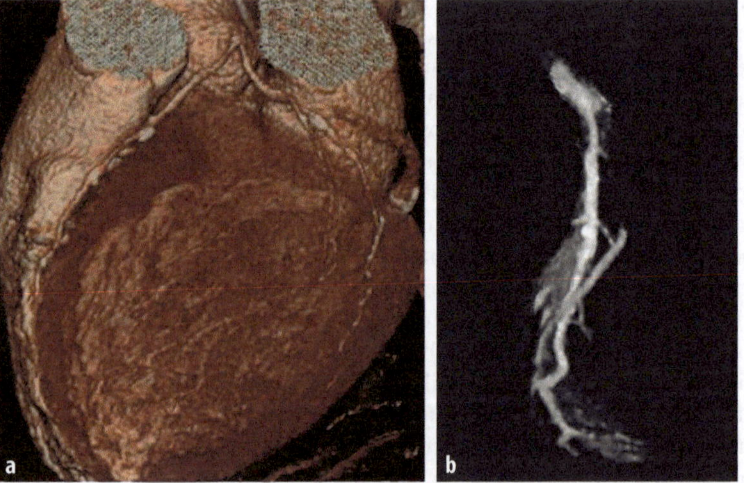

Fig. 9.2 a, b. Stenosi moderata della discendente anteriore. **a** Immagine tridimensionale; **b** Immagine bidimensionale, con evidenza della riduzione di calibro del tratto prossimale del vaso

possono invece essere placche eccentriche, parietali, di tipo fibro-lipidico, con malattia aterosclerotica in possibile evoluzione. Questa differenza è importante, come si è detto in precedenza, ai fini della pianificazione terapeutica, fermo restando che nel caso di placche che non determinano stenosi significativa non occorre eseguire ulteriori indagini, in quanto la sola diagnostica non invasiva della TC ci permette di identificare, caratterizzare e quantizzare la scarsa riduzione del calibro determinato dalla placca.

Per quantizzare la stenosi ci sono metodi semi-automatici, che consentono di riprodurre l'arteria in maniera bidimensionale, permettendo di misurare il calibro del vaso a monte, a valle ed in corrispondenza del tratto coinvolto dalla placca aterosclerotica (vedi Fig. 4.8). Il grado di riduzione del calibro viene generalmente misurato in percentuale rispetto al calibro del vaso normale, a monte della placca. Nella pratica clinica, la maggior parte dei radiologi utilizza le proprie capacità diagnostiche, in maniera soggettiva, per effettuare valutazioni, che sono per lo più di tipo qualitativo e che portano a considerare l'effetto della placca marginale in rapporto alla riduzione di calibro, definendo pertanto la percentuale di stenosi rilevata o esclusivamente ponendo accenno alla significatività o meno della riduzione di calibro. È infatti sufficiente indicare la placca come non stenosante, o stenosante in maniera non significativa, per escludere la necessità o meno di procedere ad ulteriori indagini.

Placche calcifiche: problematiche nella definizione delle stenosi

Un problema importante si pone nell'esatta quantizzazione dell'impegno stenosante, determinato a livello di parete, della placca aterosclerotica calcifica. Nella TC la calcificazione della placca aterosclerotica determina un effetto, definito *blooming*, che fa sì che il volume della placca visualizzato nell'immagine ricostruita con tecniche bi- o tridimensionali sia in effetti maggiore di quanto non lo sia in realtà (Fig. 9.3). Questo tipo di artefatto corrisponde a quello che si osserva normalmente quando esistono oggetti metallici nelle im-

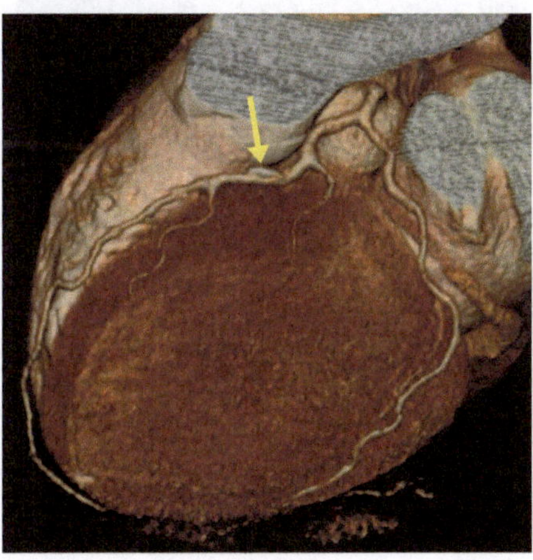

Fig. 9.3. Placca calcifica isolata (*freccia*) dell'arteria coronaria discendente anteriore; visione tridimensionale. L'effetto *blooming* fa sì che la placca appaia come una estroflessione della parete vasale (*freccia*)

magini TC (ad esempio i fili del pacemaker), con evidenza di strie molto chiare che superano le reali dimensioni dell'oggetto metallico visualizzato. Le calcificazioni, con densità molto elevata, creano pertanto un artefatto che rende la placca stessa più voluminosa, con una possibile tendenza, da parte del radiologo, a sovrastimare la stenosi. Diventa pertanto difficile, in presenza di placche intensamente calcifiche, poter esprimere un giudizio sul fatto che la placca di parete abbia determinato stenosi significativa del lume (Figg. 9.4, 9.5). Nella valutazione delle placche calcifiche occorre quindi essere molto attenti ed ese-

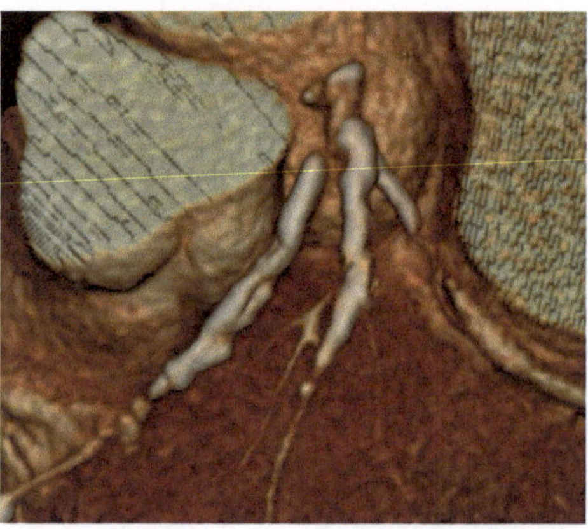

Fig. 9.4. Estesa malattia aterosclerotica con placche intensamente calcifiche che definiscono effetto *blooming*

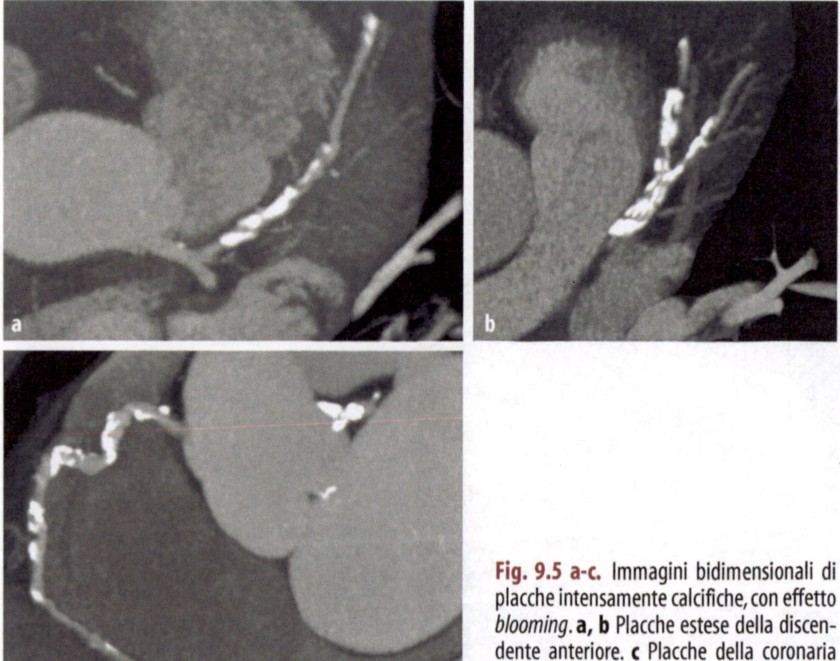

Fig. 9.5 a-c. Immagini bidimensionali di placche intensamente calcifiche, con effetto *blooming*. **a, b** Placche estese della discendente anteriore. **c** Placche della coronaria circonflessa

guire una verifica accurata delle immagini: è possibile ricostruire le immagini con dei protocolli che limitano notevolmente l'influenza della calcificazione sulla dimostrazione di questi artefatti. Il protocollo di ricostruzione, senza voler entrare in dettagli troppo tecnici, deve prevedere un filtro intermedio, a metà tra i filtri con i quali vengono ricostruite le immagini morfologiche di strutture a densità parenchimale (filtri definiti con numeri tra 10 e 30) e quelli invece utilizzati per valutare le strutture ossee (filtri definiti con numeri tra 70 ed 80). Il filtro di ricostruzione più indicato è quello con valore 46 (Fig. 9.6). In presenza di placche calcifiche, ai fini di una più esatta definizione del grado di stenosi, occorre effettuare in maniera appropriata la ricostruzione del vaso nei tre piani dello spazio, cercando di ottenere immagini esattamente al centro della struttura vascolare, evitando pertanto immagini parasagittali, non completamente localizzate e mirate alla posizione centrale del lume: si evita, in questo modo, l'artefatto da "effetto di volume parziale" (altro concetto tecnico, ben noto ai radiologi) che può contribuire a determinare un'ulteriore sovrastima della stenosi.

Valutazione della stenosi non significativa: importanza dei piani ortogonali

La tecnica più importante per la dimostrazione della placca non significativa è rappresentata dalla ricostruzione dell'immagine, oltre che sul piano trans-assiale (perpendicolare al decorso del vaso), anche sui piani sagittali e coronali, lungo il decorso del vaso. Occorre pertanto capire che una placca aterosclerotica marginale eccentrica possa anche non essere evidenziata sul piano sagittale e rendersi invece evidente in maniera significativa sul piano coronale (vedi Fig. 4.5). I software attualmente impiegati per la valutazione delle placche aterosclerotiche permettono anche di dimostrare in maniera

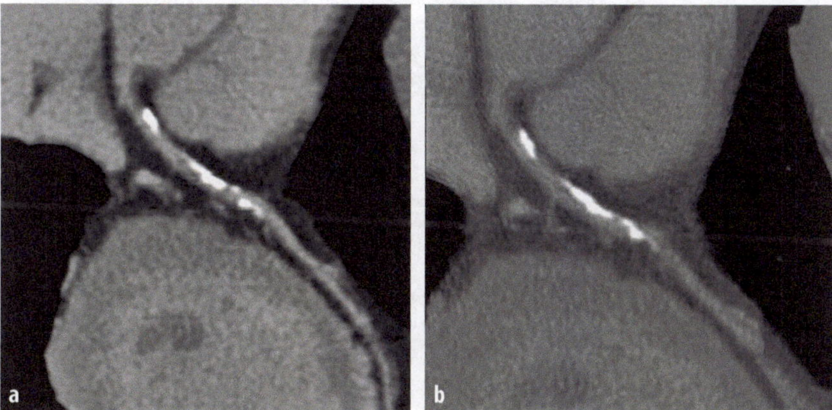

Fig. 9.6 a, b. a Discendente anteriore con placche calcifiche diffuse; con filtro normale per la valutazione dei vasi l'effetto *blooming* fa sì che le placche appaiano di volume maggiore, con quadro di sospetta stenosi severa del vaso. **b** Utilizzando il filtro 46 le placche si ridimensionano ad una reale minore importanza clinica (placche calcifiche parietali, con sospetto di stenosi moderata)

dinamica, tridimensionale, la struttura vascolare, con una rotazione del vaso sul proprio asse, consentendo pertanto al radiologo di identificare quale sia l'assialità che meglio di altre consente di dimostrare la stenosi e quindi la sua significatività.

Stenosi significative

Le placche aterosclerotiche che determinano stenosi significative possono essere eccentriche o concentriche. Nelle immagini TC si apprezza la localizzazione della placca aterosclerotica e l'influenza che determina sulla struttura vascolare, identificando pertanto la significatività della stenosi. Le placche che determinano stenosi significative possono essere calcifiche o fibrolipidiche: è pertanto importante, oltre che definire l'esatto grado di stenosi del lume vascolare, caratterizzare anche il tipo di placca, per l'influenza che questo tipo di analisi ha sulla scelta di eventuale schemi terapeutici (Figg. 9.7-9.9). Anche per le placche che determinano stenosi significative occorre effettuare l'analisi tridimensionale sui tre piani dello spazio, con lo scopo di dimostrare al meglio il grado di riduzione del lume, sia con metodi quantitativi sia con valutazione soggettiva, di tipo qualitativo, nella definizione e nell'analisi eseguita dal radiologo.

Un altro aspetto molto importante nella definizione della malattia aterosclerotica delle arterie coronarie è poter definire, con immagini TC, l'estensione delle placche aterosclerotiche che determinano stenosi significative dei tre rami principali. Come abbiamo già argomentato, la malattia aterosclerotica può essere definita come mono, bi- o trivasale. È importante che la TC definisca

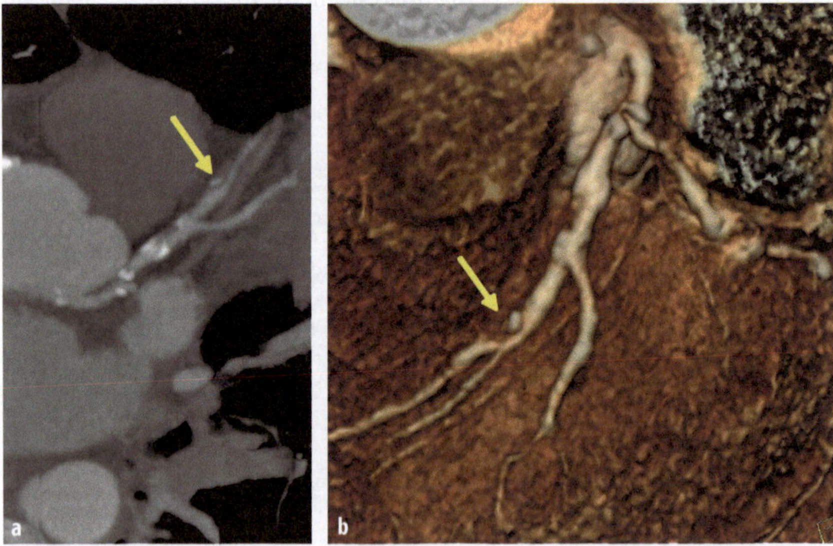

Fig. 9.7 a, b. Stenosi significativa da placca mista con nucleo calcifico (*freccia*); il nucleo calcifico, evidente anche nell'immagine bidimensionale (**a**), è iperdenso e documentabile al margine della stenosi nell'immagine tridimensionale (**b**)

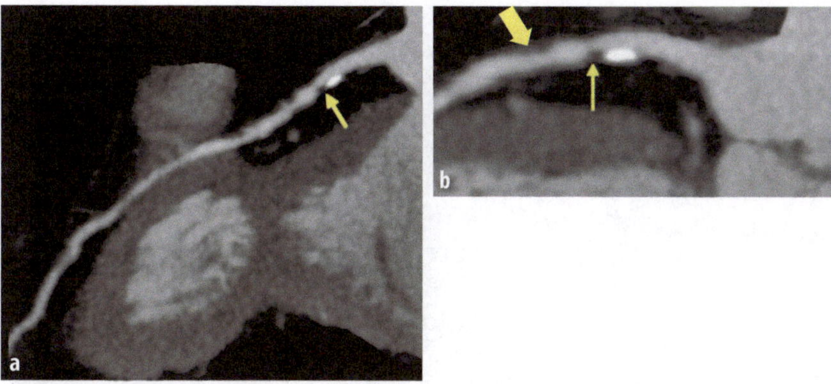

Fig. 9.8 a, b. **a** L'immagine bidimensionale permette di valutare una placca marginale calcifica e, subito a valle, sempre sulla discendente anteriore, una lesione stenotica del 50% circa (*freccia*), per coinvolgimento da placca fibrolipidica concentrica. **b** Si apprezza la lesione stenosante (*freccia piccola*) e si valuta un'ulteriore placca parietale fibrolipidica del tratto più a valle (*freccia grande*)

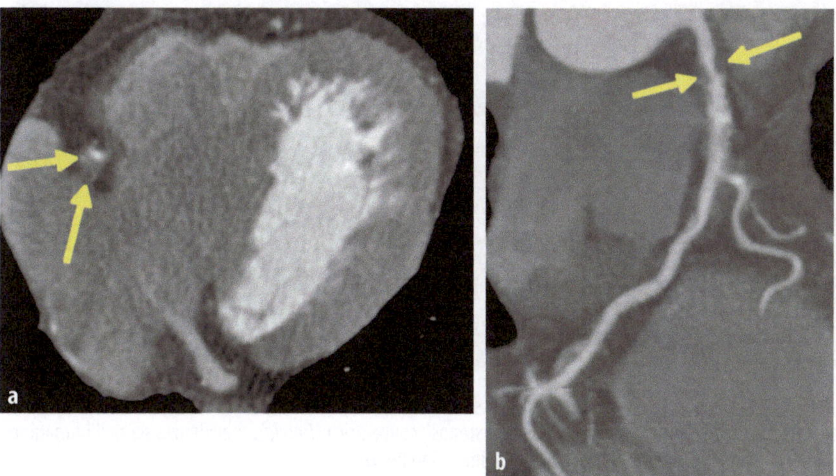

Fig. 9.9 a, b. Stenosi severa definita da placca concentrica del primo tratto della coronaria destra. **a** L'immagine assiale permette di analizzare la placca e la riduzione di calibro del vaso. La ricostruzione bidimensionale (**b**, *frecce*) dimostra il flusso regolare a valle, con buona opacizzazione dei rami più distali

con esattezza, in caso di significatività della stenosi, anche il grado di coinvolgimento dei singoli vasi. L'esistenza di un interessamento di più strutture arteriose coronariche, da parte di placche aterosclerotiche stenosanti, è un elemento che va ad influenzare direttamente, ed in genere a coincidere, con l'effettiva rilevanza clinica della malattia aterosclerotica (Figg. 9.10-9.12). Questo dato, già conosciuto in maniera corretta da parte degli angiografisti che eseguono valutazioni delle coronarie con catetere, è utilizzabile anche nella valutazione delle stenosi significative con TC. Infatti, il rischio che il paziente

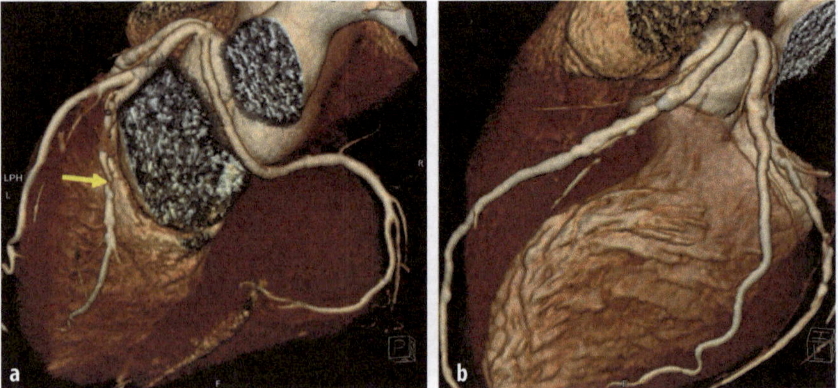

Fig. 9.10 a, b. Origine anomala dei tre vasi dallo stesso seno coronarico sinistro, in maniera indipendente. Le due proiezioni oblique della stessa ricostruzione tridimensionale, permettono di evidenziare la presenza di stenosi significativa della circonflessa (*freccia* in **a**)

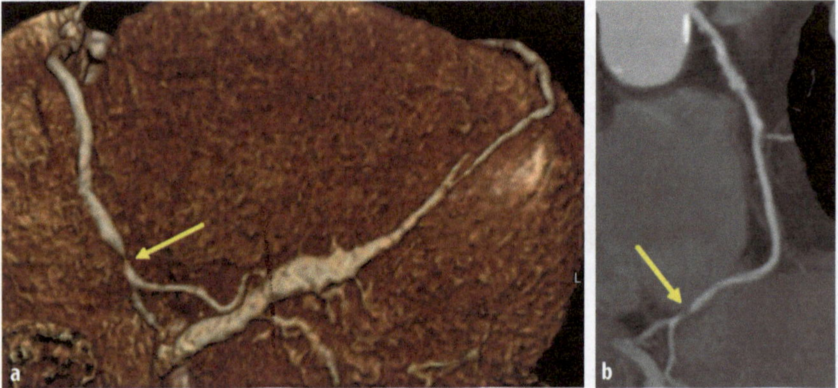

Fig. 9.11 a, b. Stenosi della coronaria destra, subito a monte della crux (biforcazione nel ramo discendente posteriore e nel ramo postero-laterale). La stenosi, concentrica (*freccia*), si evidenzia sia nell'immagine tridimensionale (**a**) che nella ricostruzione bidimensionale (**b**)

asintomatico, o con scarsa sintomatologia, vada incontro ad una patologia importante è direttamente correlato con la presenza di malattia stenosante significativa, dimostrata in TC in una, due o tre delle arterie principali. La sopravvivenza dei pazienti con placche aterosclerotiche dimostrate in TC è infatti maggiore nei pazienti con stenosi non rilevanti, si riduce nei pazienti con stenosi significativa di un vaso (Figg. 9.13-9.15) e diviene ancora inferiore quando sono coinvolti da stenosi significative i tre vasi principali (malattia coronaria trivasale).

L'influenza della stenosi coronaria è da mettere anche in relazione alla conformazione anatomica del paziente. Sappiamo infatti che il paziente può avere un'anatomia caratterizzata da un maggiore sviluppo di un'arteria nei confronti di una altra e, se la stenosi serrata si è determinata sull'arteria con

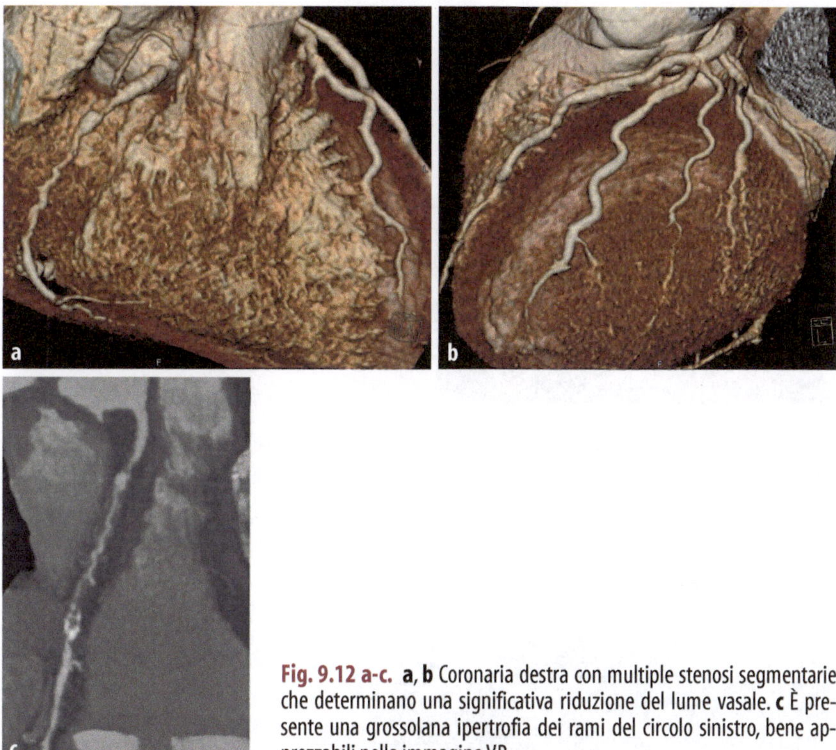

Fig. 9.12 a-c. a, b Coronaria destra con multiple stenosi segmentarie che determinano una significativa riduzione del lume vasale. **c** È presente una grossolana ipertrofia dei rami del circolo sinistro, bene apprezzabili nella immagine VR

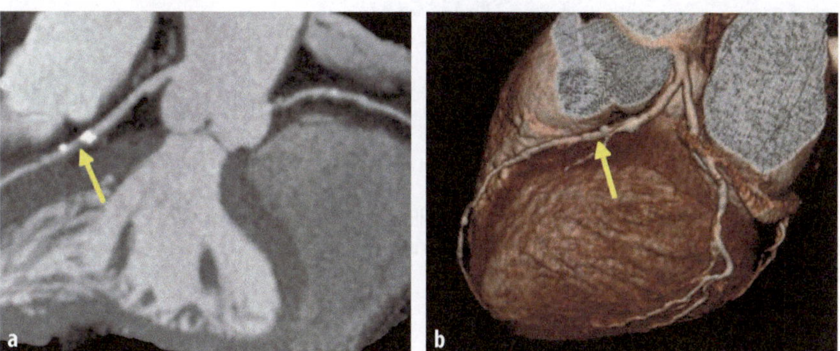

Fig. 9.13 a, b. Stenosi significativa della discendente anteriore, da placca calcifica (*freccia*), valutata nell'immagine bidimensionale (**a**) e con tecnica del *volume rendering* (**b**)

maggior significato anatomico per maggiore ipertrofia, si ottiene il risultato di una maggiore significatività del reperto patologico. Queste considerazioni, ovviamente, sono importanti anche ai fini della definizione dell'eventuale successivo trattamento. Allo stesso modo, in caso di occlusione vascolare, se il ramo è relativamente ipoplasico, o non dominante, può aversi una completa assenza di flusso, con vitalità cardiaca conservata.

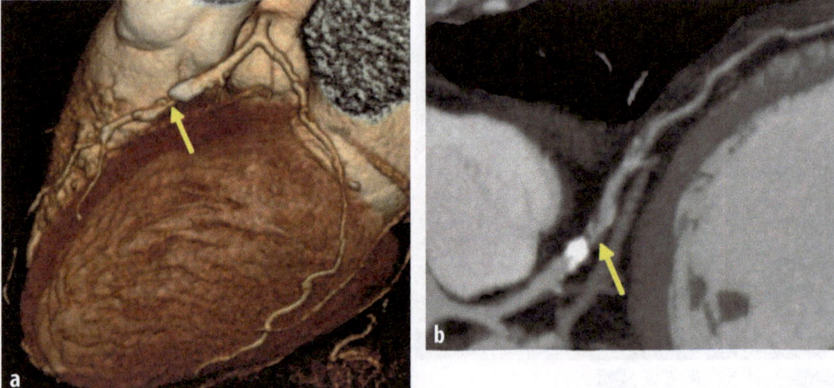

Fig. 9.14 a, b. Stenosi significativa a livello di discendente anteriore (*frecce*): valutazione con VR (**a**) e MPR curvo (**b**)

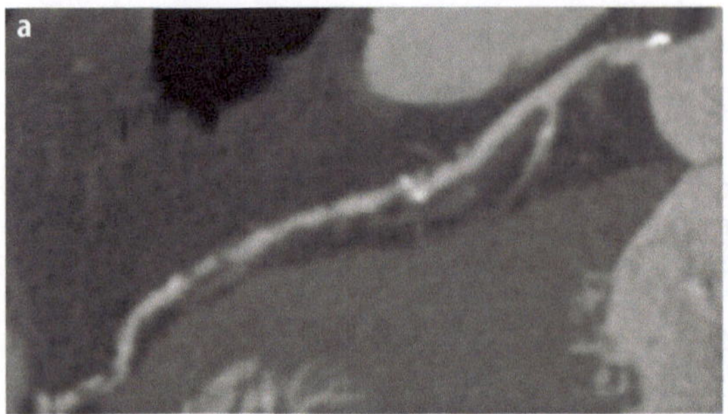

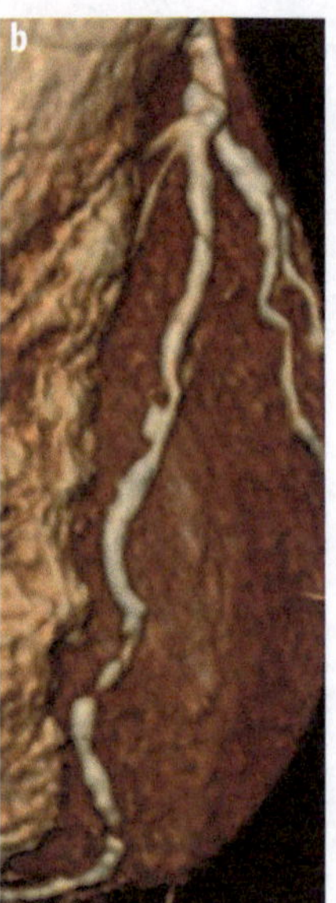

Fig. 9.15 a, b. Estesa malattia aterosclerotica a livello della discendente anteriore, valutata con immagini ricostruite con MPR curvo, bidimensionali (**a**) e con *volume rendering*, tridimensionali (**b**)

Rimodellamento

La presenza di una placca aterosclerotica non significa necessariamente che debba verificarsi una consensuale stenosi vascolare. È dimostrata la capacità delle arterie coronariche, in base all'elasticità e conseguente al continuo movimento durante la pulsatilità cardiaca, di rimodellarsi rendendo non significativa una stenosi. Si può pertanto avere la presenza di placca aterosclerotica di spessore rilevante, superiore a 2 mm, senza che il lume vascolare venga ridotto in maniera significativa. Questa evenienza non si presenta in altre arterie del corpo: a livello delle arterie carotidi, ad esempio, nel momento in cui esiste una placca aterosclerotica la progressione della malattia, con incremento del volume della placca, va di pari passo con la riduzione del calibro dell'arteria. Al contrario, nel caso delle arterie coronarie l'ingrossamento della placca può essere associato ad una deformazione del vaso, con il fenomeno definito "rimodellamento", che permette al calibro del vaso di rimanere normale, non interessato da stenosi significativa, per distensione elastica della parete vasale controlaterale rispetto alla lesione arteriosclerotica. Quindi, nella valutazione che si esegue con la TC tridimensionale, è necessario misurare con esattezza il vaso a monte della stenosi e a livello della placca, e definire se non sia presente un fenomeno di rimodellamento che renda la stenosi non significativa, o addirittura non esistente, pur in presenza di placche grossolane. Questa caratteristica della TC la rende peculiare e, a volte, superiore addirittura alla più invasiva coronarografia. Infatti, come dimostrato nella Figura 9.16, quando esiste un rimodellamento positivo l'arteria coronaria assume alla valutazione angiografica un calibro pressoché normale, pur in presenza di placca marginale. La TC, al contrario, rende evidente l'immagine della placca aterosclerotica e consente pertanto, in maniera corretta, di identificare la presenza di una malattia aterosclerotica di parete, pur in assenza di stenosi significativa. È chiaro quanto questo aspetto abbia un'importanza anche prognostica, poichè il paziente con placca aterosclerotica di parete, anche non stenosante, può andare incontro ad un'ulteriore progressione della placca oppure, in caso di placca aterosclerotica non calcifica vulnerabile (di tipo fibrolipidico), ad una complicazione anatomopatologica della placca, quale l'ulcerazione o l'emorragia interna della placca, con conseguente possibile sviluppo, in fase acuta, di stenosi significativa.

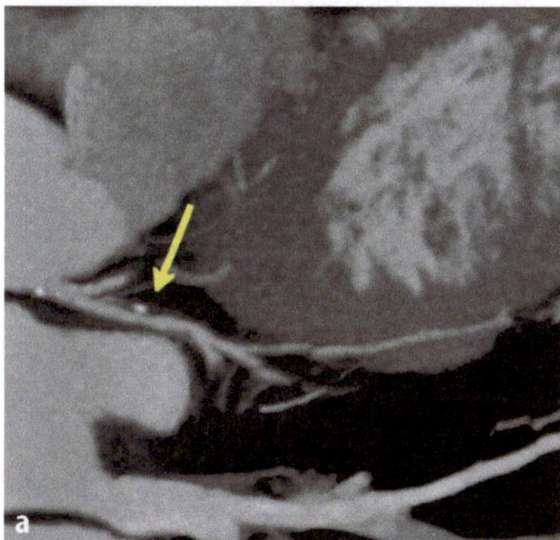

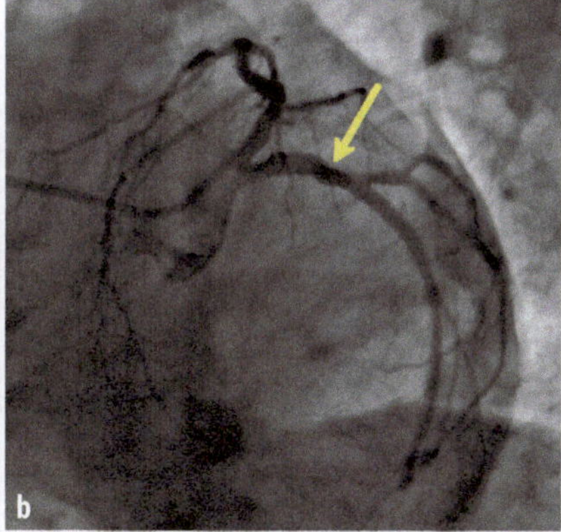

Fig. 9.16 a, b. Rimodellamento vascolare. **a** L'immagine di TC delle coronarie dimostra una placca mista marginale eccentrica (*freccia*) a livello della coronaria circonflessa. **b** Lo studio emodinamico con coronarografia mediante catetere dimostra la normalità del vaso, senza stenosi apprezzabili (*freccia*)

Occlusioni coronariche e circoli collaterali

La valutazione delle occlusioni coronariche rientra nel percorso diagnostico che la TC può effettuare in maniera molto semplice. La mancata visualizzazione di un tratto di arteria coronarica, a valle di una placca arteriosclerotica importante, spesso calcifica, è diagnostico per occlusione vasale (Fig. 9.17). È ovvio che nessuno avrà mai diagnosticato un'occlusione del tronco comune o del primo tratto della discendente anteriore, causa di infarti estesi e con scarsa o nulla possibilità di sopravvivenza, ma è frequente il riscontro di occlusioni, non riabitate a valle, dell'arteria coronaria circonflessa o, più frequentemente, della coronaria destra. Come si è detto precedentemente, motivi di ordine anatomico (dominanza, maggiore sviluppo di un vaso, nei confronti di un altro, a livello embriologico), fanno sì che un ramo coronarico possa chiudersi completamente, senza conseguenze mortali per il paziente.

Negli studi di fisiologia, da studenti di medicina, ci è stato insegnato che il circolo coronario è un circolo cosiddetto "terminale", che non ha cioè intrinseca possibilità, una volta occluso un vaso, di essere rifornito da territori vascolari attigui. Questo è vero per quanto riguarda le patologie cardiache acute: l'infarto si manifesta a livello cardiaco per occlusione (acuta) di un vaso senza che altri rami adiacenti possano rifornire quello stesso territorio di vascolarizzazione. Tuttavia la malattia arteriosclerotica è una malattia a lungo termine, progredisce lentamente, e ci sono le condizioni, nelle sindromi coronariche croniche, che si sviluppino circoli collaterali. In genere si tratta di vasi molto fini, a livello di diramazioni miocardiche periferiche delle coronarie, che subiscono una leggera ipertrofia e creano il passaggio ematico con flusso inverso, nella direzione del territorio vascolare non perfuso adeguatamente (Figg. 9.18, 9.19). Trattandosi di vasi molto sottili, generalmente non vengono visualizzati, se non al momento della coronarografia con catetere. In TC la diagnosi deve essere eseguita in modo indiretto: se ci troviamo di fronte ad un vaso occluso completamente e si dimostra una riabitazione dello stesso vaso a valle, dobbiamo presumere che ci siano dei circoli collaterali validi che hanno consentito l'opacizzazione del vaso occluso. Le immagini TC consentono tuttavia di visualizzare e di interpretare correttamente quale sia il vaso che rifor-

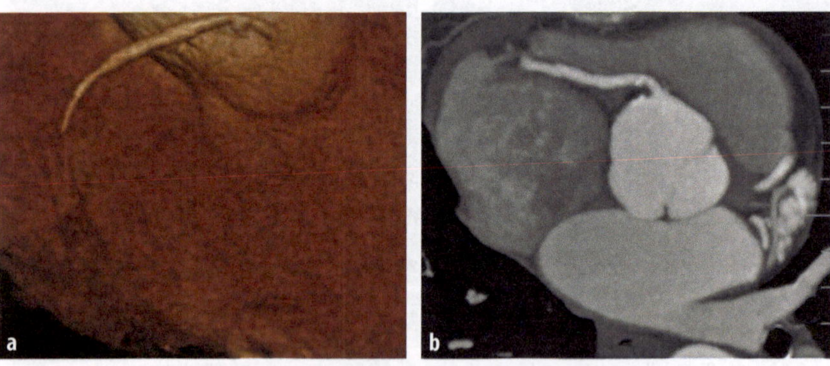

Fig. 9.17 a, b. Occlusione coronaria destra senza evidenza di riabitazione distale (assenza di circoli collaterali). **a** Immagine tridimensionale con tecnica VR. **b** Immagine bidimensionale con tecnica MPR

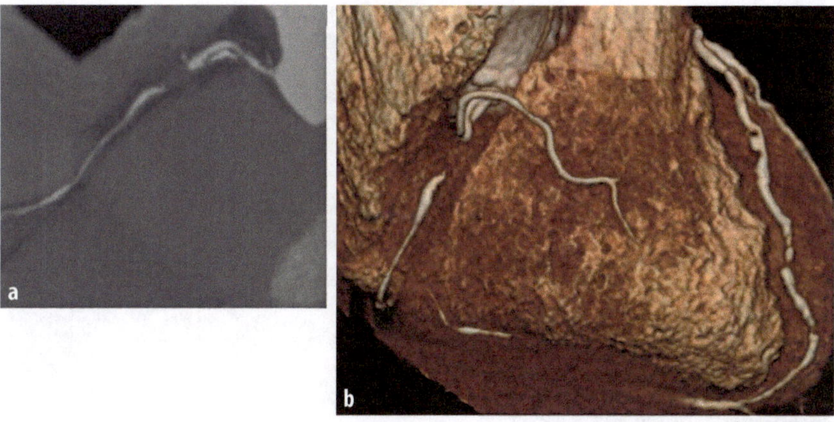

Fig. 9.18 a, b. Occlusione della coronaria destra con circoli collaterali che riabitano il vaso a valle (i circoli collaterali non sono evidenti nelle immagini TC). **a** Immagine bidimensionale MPR. **b** Immagine tridimensionale VR

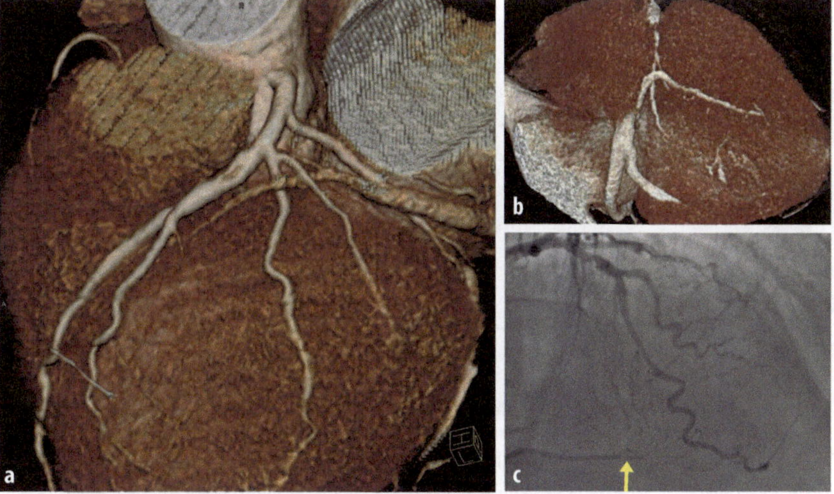

Fig. 9.19 a-c. Circoli collaterali della discendente anteriore riabitano il tratto della coronaria destra a valle dell'occlusione. I circoli sono evidenti solo alla coronarografia. **a, b** Immagini tridimensionali TC. **c** Immagine coronarografica che dimostra i fini circoli collaterali e la riabitazione della discendente posteriore (*freccia*)

nisce il circolo collaterale. Le immagini documentano bene queste evenienze (confermate dall'esame coronarografico), con dimostrazione della rivascolarizzazione della coronaria a valle dell'occlusione. A volte è anche possibile vedere direttamente anche i circoli collaterali, notevolmente ipertrofici e tortuosi (aspetto a "cavaturaccioli") (Fig. 9.20). I circoli collaterali, infine, possono anche svilupparsi dalla stessa coronaria occlusa (circoli omocoronarici), con sottili vasi periferici ipertrofici che garantiscono l'afflusso ematico a valle dell'occlusione (Fig. 9.21).

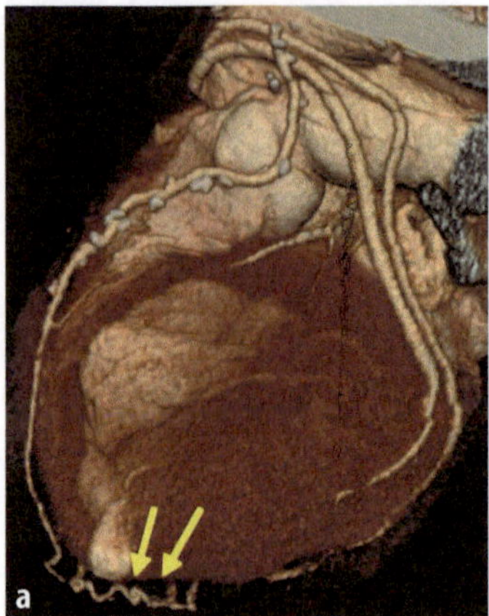

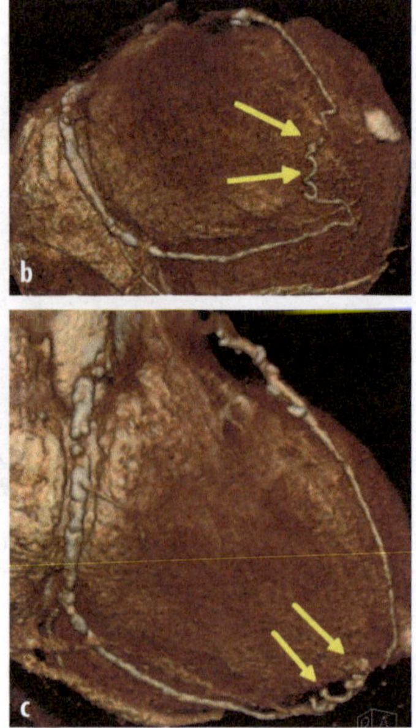

Fig. 9.20 a-c. Immagini VR tridimensionali. Paziente sottoposto ad intervento di rivascolarizzazione con by-pass. La discendente anteriore rifornisce circoli collaterali, ben evidenti nelle immagini TC (*frecce*), con riabitazione della coronaria destra occlusa

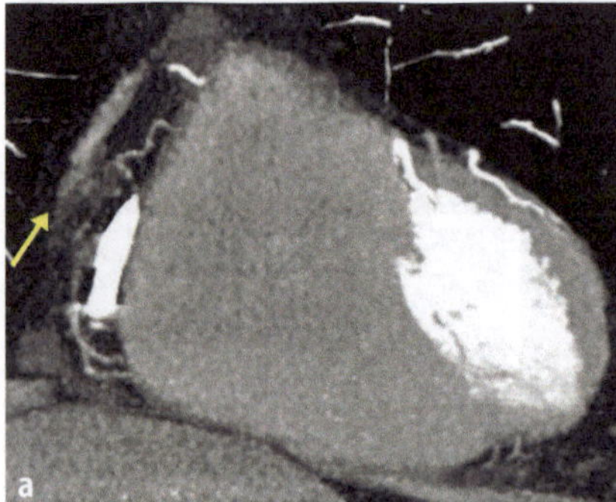

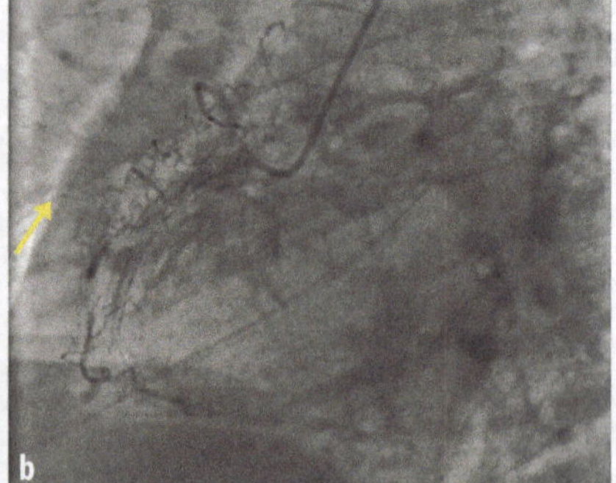

Fig. 9.21 a, b. Circoli collaterali ipsilaterali: la coronaria destra è occlusa (occlusione dello stent). Sia in TC (**a**) che in coronarografia (**b**) sono evidenti circoli collaterali molto sottili, tortuosi, che riabitano il vaso a valle della occlusione (*frecce*)

Valutazione delle stenosi: risultati dalla letteratura

I lavori comparsi in questi ultimi anni in Letteratura hanno dimostrato come la TC abbia una percentuale di sensibilità e di specificità molto elevate nella definizione delle stenosi delle arterie coronarie. Il grado di sensibilità della TC nella definizione di stenosi significative (superiori al 50%), quando l'esame sia stato eseguito con apparecchiature allo stato dell'arte (attualmente 64 strati), è del 93% per singolo segmento arterioso analizzato (il valore è superiore se si analizza la presenza di malattia aterosclerotica significativa per paziente e non per singolo vaso; questo valore si evince da una meta-analisi di articoli apparsi in letteratura e pubblicata di recente – Vanhoenacher e coll., 2007). La sensibilità, con le attuali apparecchiature, nei confronti di quella valutata con apparecchiature attualmente considerate obsolete (16 strati), è sicuramente superiore. La tecnologia ha pertanto condotto ad un miglioramento della sensibilità per quanto attiene il riconoscimento di stenosi significative, portando il valore al 93%, contro un valore dell'83% che era invece definito dalla meta-analisi degli studi apparsi con apparecchiatura a 16 strati. È ovvio che anche i miglioramenti di tipo metodologico, oltre che nella costruzione delle apparecchiature (migliorato impiego del mezzo di contrasto, utilizzo di tubi radiogeni più raffinati, impiego di detettori più efficaci), possono aver portato ad un significativo miglioramento della sensibilità. La sensibilità del 93% definisce la TC come tecnica in grado di identificare le arterie coronarie stenotiche in maniera adeguata. È possibile che gli ulteriori miglioramenti tecnologici, attesi nei prossimi anni (aumento dei detettori a 256-320, utilizzo di tecniche ad alta risoluzione), possano portare ad ulteriori miglioramenti della sensibilità di questa tecnica, avvicinandola sempre più a quella dell'attuale *gold standard*, ovvero l'angiografia coronaria con catetere.

La valutazione della specificità dà luogo ad un valore, in termini assoluti, superiore: sia che vengano utilizzate apparecchiature a 64 strati che a 16 strati il valore della specifictà risulta essere del 96%. Il dato della specificità deve essere analizzato anche insieme a quello, molto importante, del valore predittivo negativo che, nell'utilizzo di apparecchiature sia a 16 che a 64 strati, ha sempre un valore superiore al 97-98%. Il significato del valore predittivo negativo è molto importante anche nella giustificazione dell'impiego della TC nella valutazione delle stenosi coronariche. Elevato valore predittivo negativo significa infatti elevata capacità che la TC delle coronarie possiede nel dimostrare il lume del vaso normale. Questo significa che se un esame TC delle arterie coronarie ha valutato che quella data arteria di quel dato paziente è normale, esente da stenosi significative, la corrispondenza del dato è del 98%. Poter quindi diagnosticare la normalità con una capacità di dire il vero del 98% dei casi è un dato molto importante poiché consente di utilizzare la TC soprattutto con lo scopo di effettuare una forma di *triage* (termine molto impiegato in medicina d'urgenza) tra pazienti non interessati da significativa patologia aterosclerotica delle coronarie e pazienti con stenosi coronarica. Del primo gruppo di pazienti fanno parte soggetti che, in futuro, raramente svilupperanno patologie correlate alla malattia coronarica e che quindi non hanno bisogno di ulteriori indagini. Al contrario, il secondo gruppo di pazienti, definiti con la TC quali portatori di patologie delle coronarie, hanno necessità di eseguire ulteriori approfondimenti diagnostici, invasivi, per un'ulteriore caratterizzazione della malattia. Non è pertanto fondamentale che la TC indichi con esattezza il grado di stenosi una volta che abbia posto correttamente la diagnosi di stenosi significativa. Ovvero, se la TC ha correttamente posto indicazione ad eseguire angiografia coronarica, diventa meno rilevante se la stenosi identificata con la TC fosse, ad esempio, del 60% e venga invece successivamente caratterizzata come del 70 o dell'80% all'esame angiografico. La TC non ha lo scopo di caratterizzare la patologia con esattezza: l'attuale fine è invece quello di identificare e discriminare pazienti senza malattia aterosclerotica significativa delle coronarie da quelli con stenosi significativa.

Vite salvate

Mi sia concesso concludere questo capitolo, riguardante la valutazione TC delle stenosi e delle occlusioni coronariche, con una serie di casi che potremmo definire "aneddotici", ma che per me, radiologo che solo di recente si è avvicinato alla cardiologia, rappresentano un motivo nuovo di soddisfazione: casi di utilizzo quasi occasionale, non motivato da serie giustificazioni cliniche, della TC delle coronarie. Casi che non sarebbero mai giunti, per scarsità o assenza di sintomatologia, ad un'indagine convenzionale coronarografica con catetere. Casi in cui è tale l'evidenza della patologia, ed è anche tale l'importanza del successivo approccio terapeutico, che potremmo senza incertezza definirli "vite salvate". È una sensazione di soddisfazione nuova che viene vissuta da noi radiologi, forse per la prima volta (il clinico ne è più abituato), nella pratica quotidiana. Ne ho scelti tre, esemplari ciascuno a loro modo, ma che fanno comprendere, spero anche ai più scettici, l'importanza, non potenziale ma reale ed attuale, che questa tecnica sta assumendo e deve sempre maggiormente assumere nella pratica clinica.

Spero che, anche grazie alla presentazione di questi casi, si possa rompere quel muro di diffidenza creato attorno alla TC delle coronarie, al suo esordio, e non ancora completamente abbattuto. Ora che la problematica dell'impiego di radiazioni ionizzanti è stata superata (la TC cardiaca, con le nuove tecniche, espone il paziente ad una dose radiogena di circa l'80% inferiore di quella della scintigrafia miocardia), ora che la tecnologia non è più agli albori, ma è consolidata, ripetibile e standardizzata, ora che la professionalità di radiologi e cardiologi è congiunta e tale da permettere una consistente solidità nella valutazione diagnostica, dobbiamo utilizzare la TC delle coronarie con sempre maggiore frequenza, con serenità, facendo comprendere al paziente che non si sta sottoponendo ad un esame "pericoloso" o esagerato, ma ad un routinario esame diagnostico, paragonabile ad una TC dell'apparato urinario (che ha fatto dimenticare quasi del tutto l'uografia) o una RM dell'encefalo (che ha fatto cadere in un lontano oblio tutte le procedure invasive usate fino agli anni '70).

"Vedere" le arterie coronarie è il modo migliore per capire, finalmente, se un paziente ha una malattia arteriosclerotica di questi vasi: ogni altra indagine lo fa in maniera indiretta. Perchè continuare ad esporre il paziente alle radiazioni di una scintigrafia miocardia per capire, indirettamente, se ci troviamo di fronte ad una malattia coronarica (a meno di non volere ottenere, dopo avere identificato la malattia coronarica con la TC, informazioni sull'eventuale significato funzionale di una stenosi, quasi a conforto di ciò che si è già potuto vedere). L'ECG da sforzo rimane uno dei cardini nell'identificazione di una possibile malattia coronarica: la sua positività, però, è indice di una malattia emodinamicamente significativa, quindi molto avanzata. Al contrario, la sua negatività non mette al riparo dalla possibile presenza di malattia coronarica importante, come dimostrato dai casi che seguono.

Ritengo di avere fatto intendere a sufficienza che credo molto in questa nuova tecnica diagnostica, ma ci credo a ragion veduta, ci credo perchè ho avuto la fortuna, in questi anni, di collaborare con cardiologi e medici che ci credevano e con i quali abbiamo effettuato un percorso di crescita, comune a molti altri radiologi e cardiologi in Italia e nel mondo, che ci ha fatto maturare la convinzione che la TC delle coronarie sia la tecnica del futuro per la valutazione di prima istanza della patologia aterosclerotica delle arterie coronarie.

Caso clinico n. 1 (Figg. 9.22, 9.23). Anni 41: sintomi riferiti di epigastralgia. Ha eseguito gastroscopia negativa, ECG da sforzo negativo, sintomi assolutamente non indicativi di sospetta malattia coronarica. Le immagini TC dimostrano una stenosi serrata per placca mista, calcifica e fibrolipidica, della di-

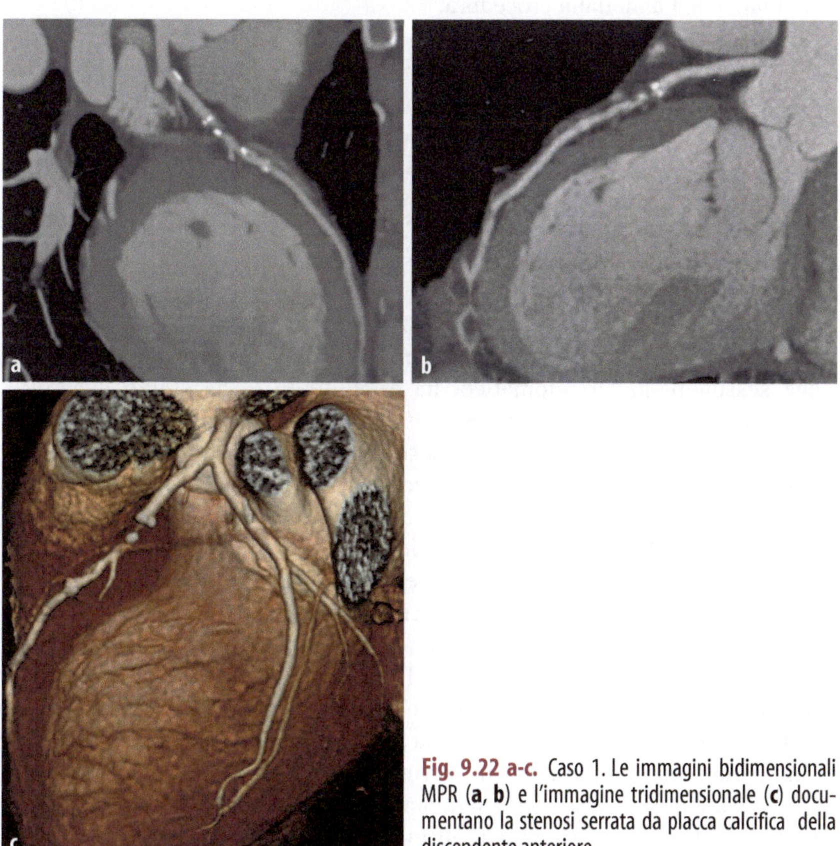

Fig. 9.22 a-c. Caso 1. Le immagini bidimensionali MPR (**a**, **b**) e l'immagine tridimensionale (**c**) documentano la stenosi serrata da placca calcifica della discendente anteriore

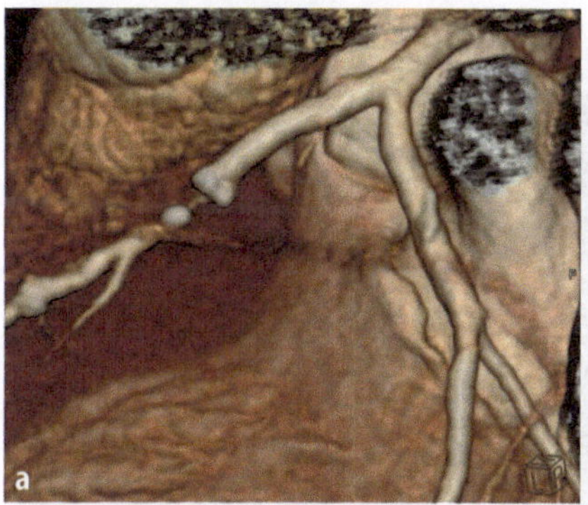

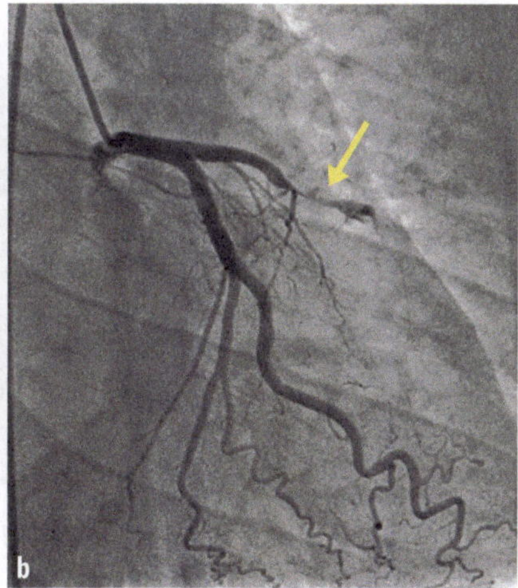

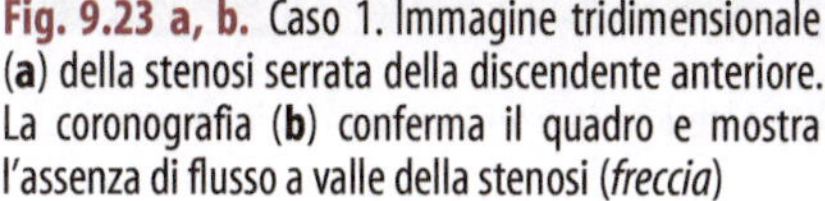

Fig. 9.23 a, b. Caso 1. Immagine tridimensionale (**a**) della stenosi serrata della discendente anteriore. La coronografia (**b**) conferma il quadro e mostra l'assenza di flusso a valle della stenosi (*freccia*)

scendente anteriore nel primo tratto, a monte del primo ramo diagonale. Il paziente è stato immediatamente ricoverato ed è stata pianificata una coronarografia per la mattina successiva; durante la notte ha accusato sintomi importanti. La coronarografia ha dimostrato flusso pressocchè assente a valle della stenosi sub-occlusiva. È stato posizionato con successo uno stent. Paziente asintomatico a 3 anni dalla procedura.

Caso clinico n. 2 (Fig. 9.24). Anni 65: totalmente asintomatico, sportivo (gioca due volte a settimana a calcetto). ECG da sforzo negativo. Esegue questo esame poichè tre mesi prima un figlio di 38 anni è morto improvvisamente durante la pratica sportiva. Le immagini TC evidenziano una diffusa ed estesa malattia di parete della discendente anteriore, con visualizzazione di stenosi severa, sub-occlusiva. Ricoverato, ha eseguito in giornata la coronarografia, con posizionamento di stent. Paziente asintomatico a 2 anni dalla procedura.

Caso clinico n. 3 (Figg. 9.25-9.27). Anni 72: cronista sportivo, molto attivo anche sessualmente. Asintomatico, ha eseguito ECG da sforzo negativo. Decide comunque di eseguire accertamenti poiché ha avuto notizia della TC delle coronarie tramite i media e ne ha sentito parlare positivamente dal proprio cardiologo. La TC dimostra una condizione di arteriosclerosi trivasale molto avanzata ed una situazione emodinamica precaria: è infatti presente occlusione completa della coronaria destra per placca calcifica del tratto medio, occlusione della coronaria discendente anteriore nel primo tratto ed una placca marginale eccentrica della circonflessa con stenosi significativa, superiore al 50%. La discendente anteriore è riabitata attraverso circoli collaterali riforniti dalla circonflessa. La TC dimostra la situazione anatomica delicata, indica erroneamente una stenosi serrata (non una occlusione completa) della discendente anteriore, ma pone correttamente indicazione ad un'immediata coronarografia, che definisce con esattezza il quadro anatomico. Il paziente è stato successivamente sottoposto a rivascolarizzazione chirurgica e dopo 18 mesi gode di ottima salute.

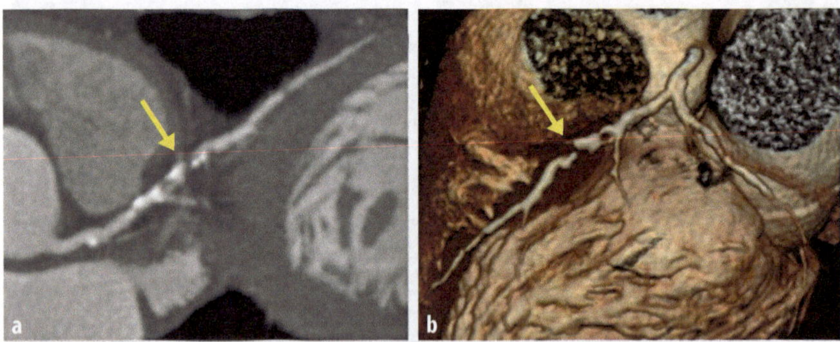

Fig. 9.24 a, b. Caso 2. Stenosi serrata della discendente anteriore (*frecce*) valutata con immagine bidimensionale (**a**) e tridimensionale (**b**)

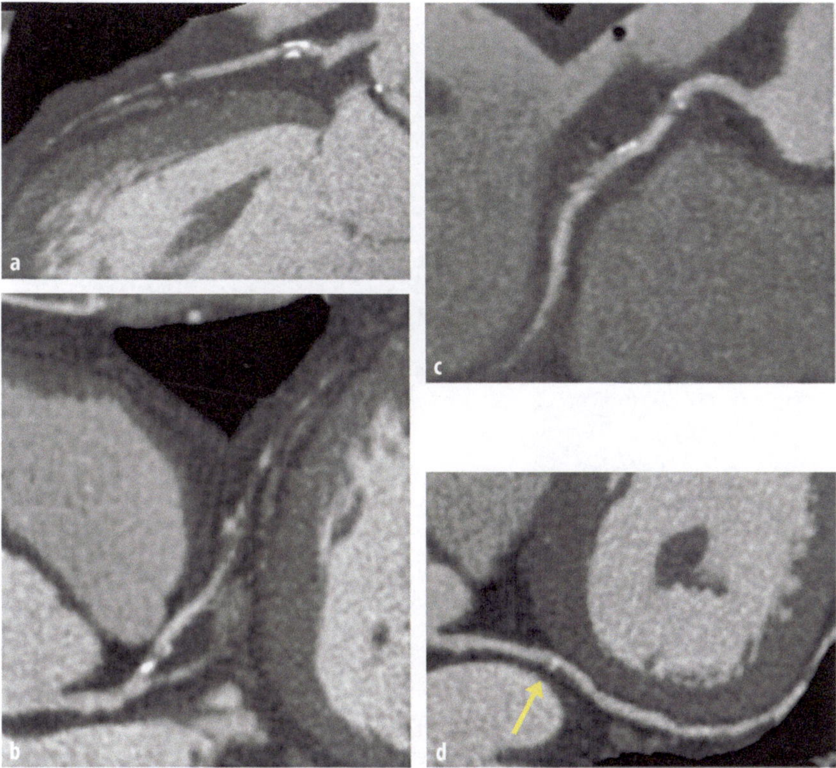

Fig. 9.25 a-d. Caso 3. Immagini bidimensionali che evidenziano l'occlusione della discendente anteriore e della coronaria destra: è presente una placca marginale stenosante della circonflessa (*freccia*)

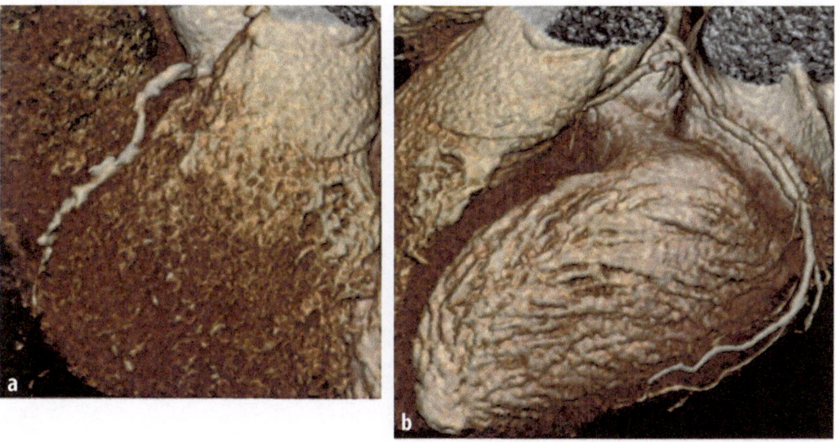

Fig. 9.26 a, b. Caso 3. Immagini tridimensionali VR che dimostrano l'occlusione al terzo medio della coronaria destra (**a**) e della discendente anteriore (**b**); la circonflessa è fortemente ipertrofica

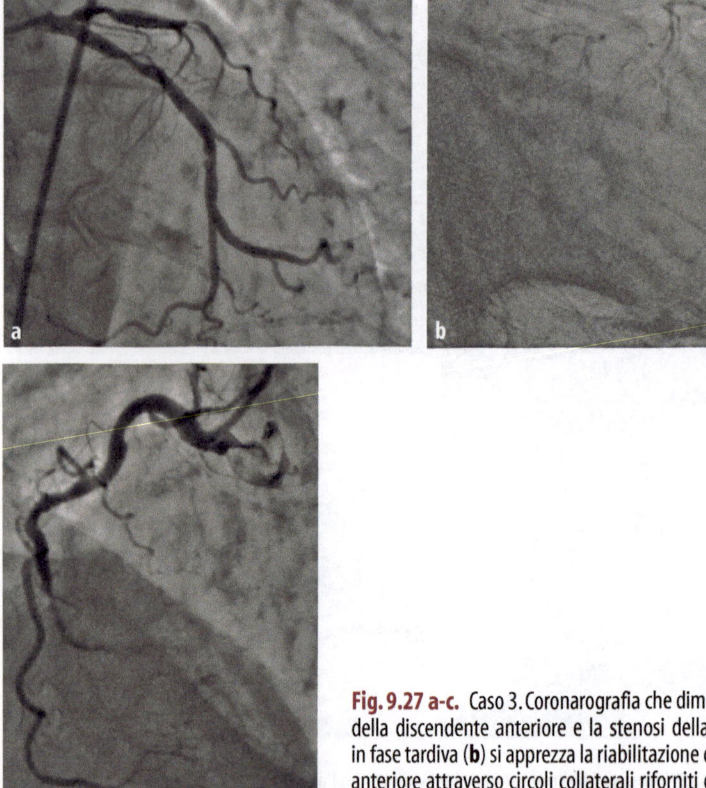

Fig. 9.27 a-c. Caso 3. Coronarografia che dimostra l'occlusione della discendente anteriore e la stenosi della circonflessa (**a**); in fase tardiva (**b**) si apprezza la riabilitazione della discendente anteriore attraverso circoli collaterali riforniti dalla circonflessa. Il cateterismo della coronaria destra (**c**) dimostra occlusione al terzo medio, con ramo acuto marginale ipertrofico

10

Concetti attuali di cardiochirurgia

Paolo Sordini

Premessa

Il by-pass aortocoronarico è la procedura chirurgica atta a ristabilire un'adeguata irrorazione in quei territori miocardici resi ischemici da lesioni coronariche ostruenti: in pratica si tratta di innestare neo-condotti ponte a valle di una stenosi coronarica.

Le indicazioni ad una rivascolarizzazione miocardica chirurgica sono ben definite dalle linee guida internazionali dell'ACC/AHA (*American College of Cardiology/American Heart Association*, Report 2004). A prescindere dal quadro clinico di partenza (pazienti asintomatici, pazienti con angina cronica, pazienti con sindromi coronariche acute), le indicazioni più evidenti riguardano la malattia del tronco comune della coronaria sinistra (LM), la malattia del tronco comune-equivalente (stenosi critica della discendente anteriore prossimale, LAD, e della circonflessa prossimale, LCx), la malattia critica dei tre rami principali (discendente anteriore, LAD, circonflessa, LCx, e coronaria destra, RCA), la coronaropatia diffusa multisegmentaria tipica del paziente diabetico. La funzione contrattile del ventricolo sinistro depressa è un'ulteriore condizione a favore della terapia chirurgica.

Tecnica

L'albero coronarico (confronta Fig. 1.1) è costituito dalla coronaria destra (RCA), il cui tratto principale si divide, alla crux, in un ramo interventricolare posteriore (PDA) e in un ramo posterolaterale (PLV), e dalla coronaria sinistra, che inizia con il tronco comune, che si biforca dopo pochi millimetri nel ramo interventricolare anteriore (discendente anteriore, LAD) e in un ramo circonflesso (LCx); le loro diramazioni più periferiche sono i rami diagonali (DIAG) e i rami settali (SP), a partenza dalla discendente anteriore, ed i rami del margine ottuso (MO), dal ramo circonflesso (LCx); i rami del margine acuto (RV) nascono dal tratto principale della coronaria destra. Gli atri, il ventricolo

P. Pavone, M. Fioranelli, *Malattia coronarica*. ISBN 978-88-470-0849-6; © Springer 2008

destro, la base del setto interventricolare e parte della parete posteriore del ventricolo sinistro sono irrorati dalla coronaria destra e dai suoi rami. La parete anteriore del ventricolo sinistro, la punta e gran parte del setto interventricolare sono irrorati dalla discendente anteriore (LAD) e dai suoi rami. La parete laterale del ventricolo sinistro è irrorata dal ramo circonflesso (LCx) e dai suoi rami.

La tecnica di rivascolarizzazione chirurgica più largamente utilizzata prevede l'apertura del torace mediante una sternotomia mediana longitudinale e l'utilizzo della circolazione extracorporea, che consente al chirurgo di operare in un campo operatorio ampio, immobile ed esangue. Dopo l'apertura del sacco pericardico, il chirurgo accede al cuore ed ai grossi vasi. Il paziente viene eparinizzato e collegato, mediante apposite cannule, al circuito extracorporeo, costituito essenzialmente da una pompa, un ossigenatore ed uno scambiatore di calore (Fig. 10.1). Avviata la circolazione extracorporea, il sangue venoso viene drenato dall'atrio destro nell'ossigenatore, dove avvengono gli scambi gassosi, e da qui rispinto nell'aorta toracica mediante la pompa. A questo punto l'aorta ascendente viene obliterata mediante clampaggio ed il cuore, escluso dal circolo, viene fermato in fase diastolica con l'infusione di una soluzione cardioplegica contenente ioni potassio. La circolazione extracorporea man-

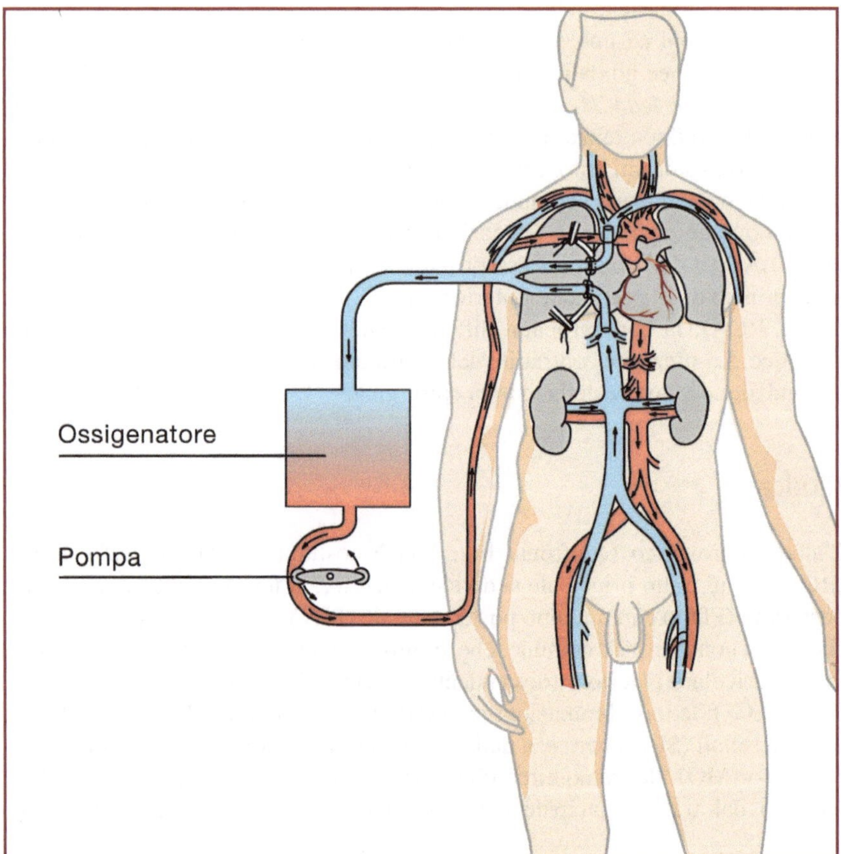

Fig. 10.1. Circolazione extracorporea

tiene in vita il paziente durante tutto il tempo “centrale” dell’intervento. Il chirurgo esegue dapprima le anastomosi distali dei by-pass aortocoronarici, ovvero innesta i condotti sulle coronarie interessate, a valle delle lesioni ostruenti (Fig. 10.2). Inizialmente tutti gli interventi di by-pass venivano eseguiti utilizzando segmenti di vena grande safena prelevata dagli arti inferiori: una volta eseguita l’anastomosi distale sulla coronaria, il segmento safenico veniva anastomizzato prossimalmente sull’aorta toracica ascendente. Fin dagli anni ’70-’80 si è diffuso l’utilizzo dell’arteria toracica interna (comunemente chiamata arteria mammaria interna) che necessita della sola anastomosi distale sulla coronaria, rimanendo collegata prossimalmente all’arteria succlavia di origine. L’uso di entrambe le mammarie interne (innestate singolarmente o in forma composita a Y) e, più recentemente, l’uso di altri condotti arteriosi, come l’arteria radiale e l’arteria gastro-epiploica, costituisce la cosiddetta “rivascolarizzazione esclusivamente arteriosa”, che sembra favorire migliori risultati a distanza. La tecnica mista, con l’utilizzo delle arterie mammarie sui rami principali e segmenti di grande safena sui vasi accessori, è tuttavia quella oggi più in uso, garantendo risultati ottimali. Una volta applicati i by-pass, il chirurgo riapre l’aorta ascendente; il cuore, nuovamente irrorato, riprende a battere e la circolazione extracorporea viene interrotta. Vengono rimosse le cannule del circuito, viene neutralizzata l’eparina circolante, viene controllata l’emostasi generale e il torace viene quindi richiuso.

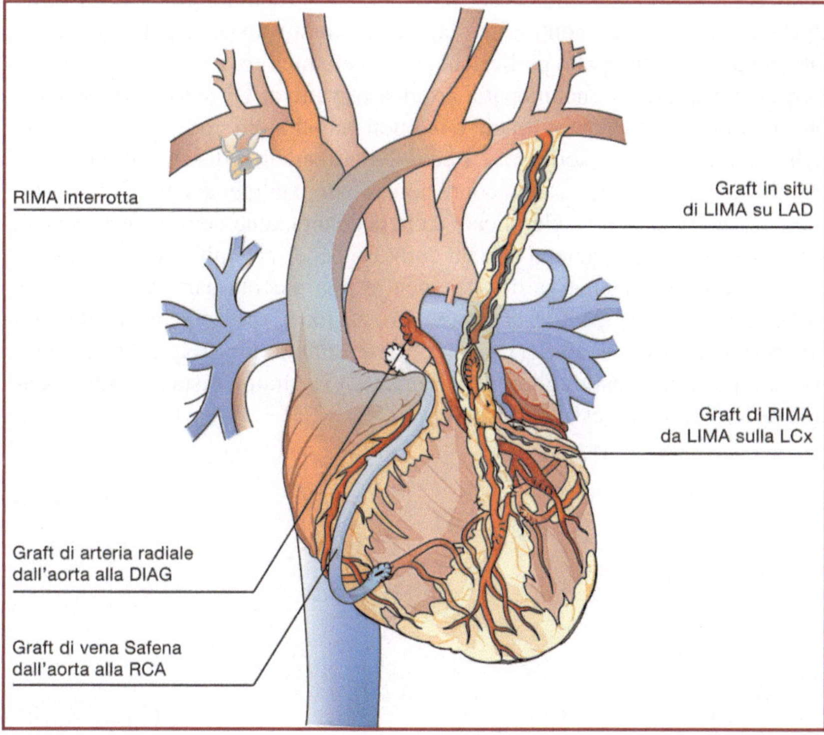

Fig. 10.2. Tipologie di by-pass aorto-coronarici

L'alternativa più comune a queste tecniche tradizionali è rappresentata dal "cuore battente", che consiste nell'eseguire i by-pass senza l'utilizzo della circolazione extracorporea e, dunque, senza fermare il cuore. Il vantaggio della procedura consiste nell'abolire le complicanze della circolazione extracorporea, quali il sanguinamento ed i fenomeni infiammatori post-operatori. Il limite, invece, è costituito dalle difficoltà per il chirurgo nell'eseguire le anastomosi, a causa del campo operatorio in movimento e non esangue, con alta probabilità di errore. Tuttavia, la tecnica a "cuore battente" diviene una scelta obbligata in caso di controindicazioni assolute alla circolazione extracorporea o in presenza di un'aorta calcifica ("aorta di porcellana"), non clampabile né utilizzabile per le anastomosi prossimali.

Recentemente è stato messo a punto un sistema di circolazione extracorporea miniaturizzato (MECC) che è ormai entrato nella comune pratica degli interventi di chirurgia coronarica. Il sistema è costituito da un circuito extracorporeo chiuso (assenza di contatto aria/sangue) che richiede un minimo riempimento di liquidi (per l'accorciamento delle linee), con relativa minima emodiluizione. Tali caratteristiche favoriscono l'abbattimento delle classiche complicanze della circolazione extracorporea tradizionale, permettendo tuttavia al chirurgo di operare nelle condizioni migliori.

Risultati

I risultati immediati dopo chirurgia coronarica sono essenzialmente influenzati dall'età e dallo stato clinico del paziente. In particolare giocano un ruolo importante la funzione contrattile del ventricolo sinistro e le patologie associate, quali le vasculopatie periferiche, il diabete mellito, l'insufficienza renale cronica e la broncopneumopatia cronica ostruttiva. Di regola, un paziente con funzione ventricolare normale e in buone condizioni generali presenta un rischio operatorio che oscilla tra l'1 ed il 2%. I risultati a distanza di una rivascolarizzazione chirurgica sono condizionati essenzialmente dalla progressione della patologia arteriosclerotica e dalla degenerazione degli innesti venosi. La maggior parte dei pazienti trae un duraturo beneficio dall'intervento in termini di qualità e aspettativa di vita, mentre una piccola parte va incontro a nuove successive procedure di rivascolarizzazione, spesso rappresentate da angioplastiche percutanee (PTCA). L'utilizzo sempre più frequente ed esclusivo di innesti arteriosi migliorerà certamente i risultati a distanza, diminuendo la necessità di successive procedure.

11

Cardio-TC: by-pass aorto-coronarici

Marcello De Santis

La rivascolarizzazione miocardica, sia essa chirurgica o interventistica, rappresenta una tappa fondamentale nella storia clinica del paziente affetto da coronaropatia aterosclerotica. La risoluzione dell'angina, il miglioramento della tolleranza allo sforzo ed il guadagno globale in termini di morbilità e mortalità per cardiopatia ischemica sono i traguardi generali che la rivascolarizzazione miocardica ha sempre perseguito sin dalla sua introduzione in campo clinico.

Valutazioni pre-operatorie con TC

L'approccio chirurgico ha subito, nel corso degli ultimi anni, una considerevole evoluzione che ha portato ad un significativo ampliamento dei condotti arteriosi reperibili per il trattamento (oltre alla classica arteria mammaria interna sinistra, l'arteria mammaria interna destra, la radiale, la gastro-epiploica destra e l'epigastrica inferiore), ad un incrementato impiego di questi rispetto ai *graft* safenici (con conseguenti migliori risultati a breve-lungo termine in termini di pervietà) ed all'introduzione di tecniche chirurgiche innovative come la chirurgia *off-pump* e quella cosiddetta mini-invasiva (MID-CABG). Questa evoluzione in campo cardiochirurgico ha di fatto prodotto un decisivo allargamento del campo di applicazione delle metodiche di imaging in questo ambito. Se fino a pochi anni fa l'interesse dell'imaging con TC era infatti quasi completamente diretto all'accertamento della pervietà del *grafting*, sono oggi molteplici i quesiti ai quali deve rispondere il radiologo già in fase preoperatoria: definire decorso e pervietà dei condotti arteriosi (Fig. 11.1), pianificare l'approccio chirurgico nei pazienti già sottoposti in precedenza ad intervento cardio-toracico, oppure affetti da deformità toraciche maggiori; queste rappresentano altrettante indicazioni all'esecuzione di un esame TC preoperatorio, peraltro senza necessità di sincronizzazione ECG.

Quest'ultima diventa indispensabile quando i quesiti pre-operatori del cardiochirurgo riguardano direttamente l'albero coronarico, come la definizione

P. Pavone, M. Fioranelli, *Malattia coronarica*. ISBN 978-88-470-0849-6;

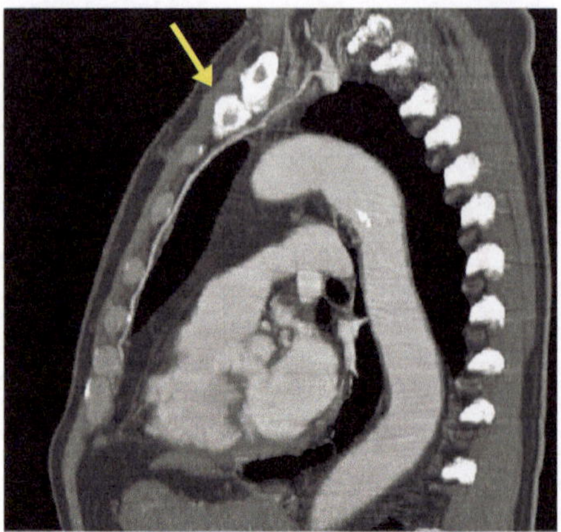

Fig. 11.1. Ricostruzione MPR di arteria mammaria interna sinistra (*freccia*)

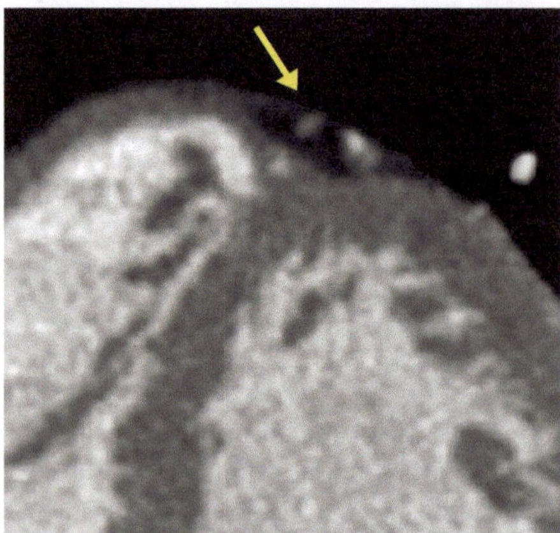

Fig. 11.2. Ricostruzione asse corto del ventricolo sinistro con particolare del solco interventricolare, ove si osserva il decorso intramiocardico dell'arteria discendente anteriore (*freccia*)

della qualità e del calibro del vaso coronarico selezionato per l'anastomosi distale oppure l'accertamento, in prospettiva di un approccio mini-invasivo, del decorso dell'arteria discendente anteriore, al fine di escludere un'eventuale *bridging* coronarico, ovvero un suo decorso parzialmente intramiocardico (Fig. 11.2).

Valutazione post-operatoria del by-pass aorto-coronarico

Il razionale della valutazione post-operatoria dei pazienti sottoposti ad impianto di by-pass aorto-coronarico si basa sulla necessità, da un lato, di monitorare la pervietà dei *graft* e, dall'altro, di accertare un'eventuale progressione di malattia aterosclerotica a carico dei vasi nativi. Questi due fattori sono infatti implicati in misura diversa nel causare, in questa tipologia di pazienti, una recidiva ischemica. Per quanto concerne i *graft*, il loro destino è generalmente diverso a seconda del tipo di *grafting*: i risultati migliori vengono infatti ottenuti impiegando i condotti arteriosi (pervietà a 10 anni dell'arteria mammaria interna dell'85-90%) rispetto ai *graft* con vena grande safena (pervietà a 5 anni del 75-80%, a 10 anni del 61%, a 15 anni del 50%, con tasso annuo di ostruzione pari al 2% tra il primo ed il sesto, e del 4-5% negli anni successivi). La patologia dei *graft* venosi è responsabile del 53% degli episodi anginosi che si verificano entro i primi 5 anni dall'intervento, del 76% degli episodi tra i 5 ed i 10 anni, del 92% di quelli oltre i 10 anni. La progressione dell'aterosclerosi nei vasi nativi è causa, negli stessi periodi, rispettivamente del 47, 24 ed 8% degli eventi ischemici.

Prima dell'introduzione in campo clinico dello studio TC con sincronizzazione ECG, la valutazione post-operatoria di tipo non invasiva di questi pazienti è stata esclusivo appannaggio delle tecniche provocative di ischemia miocardica, in primo luogo dell'ECG da sforzo e, in seconda istanza, dell'ecocardiografia da stress e della scintigrafia miocardica da sforzo (farmacologico o ergometrico). Come per le coronarie native, anche in questo ambito l'ECG da sforzo rappresenta storicamente l'indagine di primo livello, nonostante i suoi valori di sensibilità e specificità siano significativamente inferiori a quelli ottenibili con le indagini di stress imaging di secondo livello.

La coronarografia è considerata il *gold standard* per la valutazione dello stato di pervietà dei by-pass aorto-coronarici e per la scelta della strategia di rivascolarizzazione miocardica più adeguata nel singolo caso. Il rischio di complicanze maggiori durante cateterismo cardiaco (morte, IMA, *stroke*) permane ad oggi non trascurabile (circa l'1%). Tra le complicanze cosiddette minori devono essere annoverate quelle vascolari, locali al sito di cateterizzazione, e quelle determinanti aritmie cardiache. La principale indicazione all'esecuzione dell'esame è rappresentata dall'evidenza, mediante stress imaging non invasivo, di anomalie della motilità parietale regionale multisegmentarie riscontrabili all'eco-stress e/o di difetti di perfusione moderati-severi reversibili dopo scintigrafia miocardica da sforzo, qualsiasi sia la durata del periodo post-operatorio. Nei pazienti in cui si ha una dimostrazione coronarografica di patologia del *graft* si pone il problema della scelta del tipo di nuova rivascolarizzazione da effettuare, percutanea o nuovamente chirurgica (redo-CABG). In base alle linee guida ACC/AHA 2001-2002, la scelta dipende dalla localizzazione e dall'estensione della malattia e, in linea generale, viene raccomandata la soluzione percutanea, più o meno accompagnata da *stenting* nelle stenosi subtotali, specie se acute, verificatesi in pazienti con preservata funzione ventricolare, mentre si preferisce un reintervento chirurgico nelle stenosi multiple, di vecchia data, in pazienti con malattia multivasale e ridotta funzione ventricolare.

Tecnica di studio dei by-pass aorto-coronarici

La tecnica di studio TC con sincronizzazione ECG da impiegare nello studio dei by-pass aorto-coronarici è sostanzialmente simile a quella utilizzata per lo studio delle coronarie native. Si tratta, generamente, di un'acquisizione TC volumetrica da effettuarsi durante registrazione di una traccia ECG che permette all'apparecchiatura di ricostruire le immagini in modo retrospettivo in corrispondenza della fase del ciclo cardiaco desiderata (mesotelediastole), durante la quale il movimento cardiaco, e quindi gli artefatti ad esso connessi, risulta minimo. A tale scopo, anche in questo ambito, è opportuno pre-medicare il paziente con farmaci beta bloccanti ed adottare tutte le misure necessarie al mantenimento di una frequenza cardiaca al di sotto dei 65 bpm durante l'esame. L'accesso venoso periferico per la somministrazione del mezzo di contrasto iodato, mediante iniettore automatico, deve essere preferenzialmente posto in corrispondenza di una vena antecubitale del braccio destro, al fine di ridurre gli artefatti generati dalla presenza di un'elevata quantità di contrasto non diluita in corrispondenza della vena succlavia sinistra, con conseguente ostacolata visualizzazione della porzione prossimale dell'arteria mammaria interna sinistra, la quale rappresenta il condotto più utilizzato nella pratica cardiochirurgica. In sede di valutazione TC post-operatoria è infatti necessario, da parte del radiologo, conoscere sia il numero che la tipologia dei *graft*, al fine di modificare opportunamente i parametri di acquisizione TC: ad esempio, l'impiego delle arterie mammarie interne rende necessaria l'inclusione dell'*aditus* mediastinico all'interno del volume di acquisizione, così come l'impiego dell'arteria gastro-epiploica destra prevede l'estensione di questo volume di acquisizione all'addome superiore.

Valutazione dei by-pass aorto-coronarici: risultati

Per quanto concerne i risultati, la valutazione TC con sincronizzazione ECG dei by-pass aorto-coronarici si è dimostrata da subito una tecnica di studio affidabile. Da questo punto di vista, sia il calibro dei condotti (arteriosi o safenici), significativamente maggiore di quello coronarico, che il loro decorso, prevalentemente perpendicolare al piano di scansione, favoriscono la buona riuscita della valutazione TC. I primi lavori pubblicati in Letteratura al riguardo ed eseguiti con apparecchiature TC di prima generazione (4 file di detettori) riportavano, per la diagnosi di occlusione del *grafting*, valori di sensibilità e specificità superiori al 90%, ridotti al 75-85% per la diagnosi di stenosi. I più recenti dati riportati in Letteratura, basati sull'impiego di apparecchiature TC di III-IV generazione (16-64 file di detettori), mostrano valori di sensibilità e specificità pari al 100% per la diagnosi di occlusione del *grafting* e superiori al 96% per quella di stenosi, confermando l'estrema affidabilità di questa metodica per la valutazione non invasiva dei by-pass aorto-coronarici (Figg. 11.3, 11.4).

I principali limiti dell'approccio TC in questo ambito sono principalmente di tipo tecnico (analogalmente a quelli ben noti nello studio dell'albero coronarico in generale), quali ad esempio la presenza di aritmie cardiache di livello superiore e l'extrasistolia sporadica, cui si aggiunge in questo ambito la presenza delle *clips* chirurgiche: queste ultime, impiegate nella scheletrizzazione dei condotti arteriosi, possono essere responsabili di artefatti tali da impedire un'adeguata visualizzazione del vaso posto nelle adiacenze (Fig. 11.5).

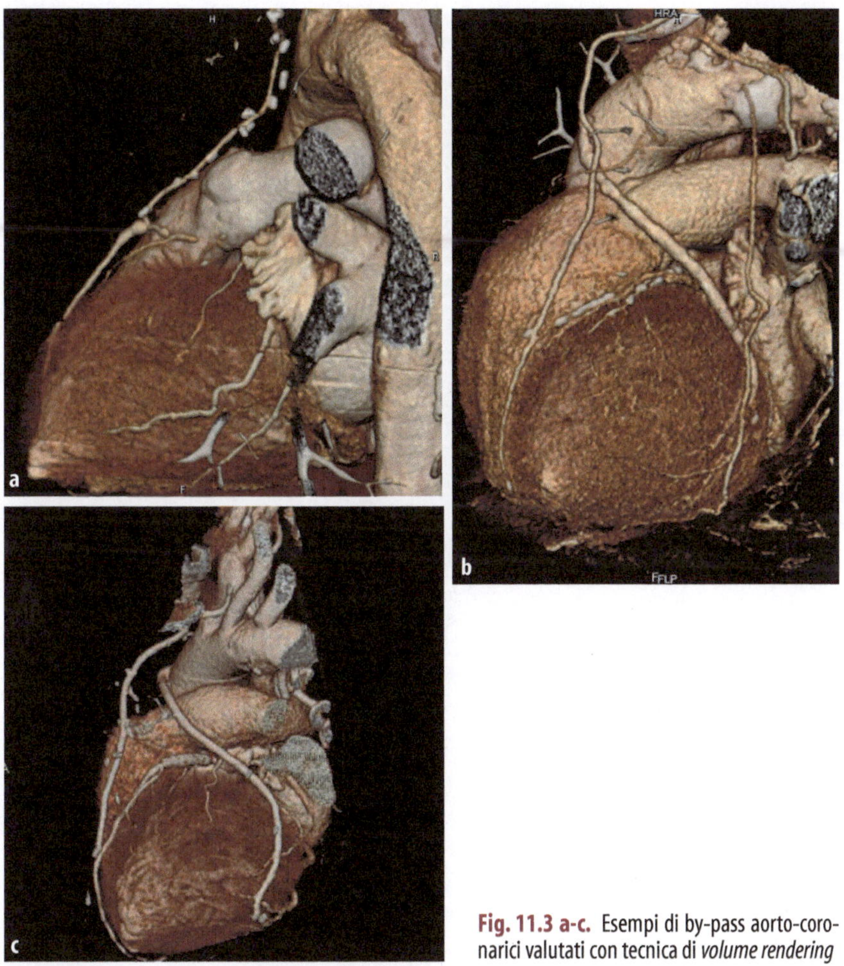

Fig. 11.3 a-c. Esempi di by-pass aorto-coronarici valutati con tecnica di *volume rendering*

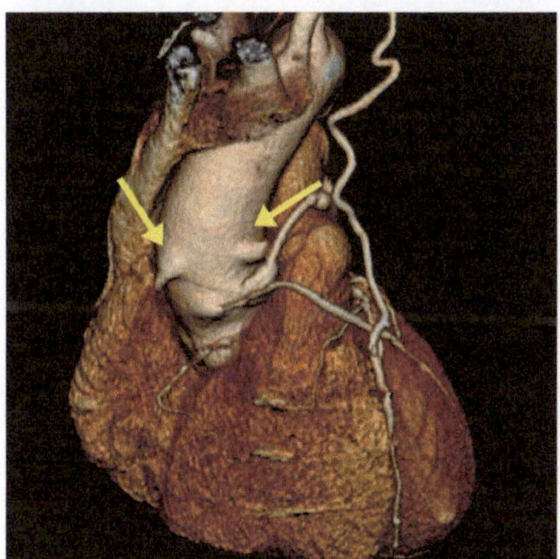

Fig. 11.4. Ricostruzione *volume rendering* di quintuplo by-pass aorto-coronarico (arteria mammaria interna sinistra + quattro *graft* safenici). Si noti l'occlusione completa all'origine di due *graft* safenici (*frecce*)

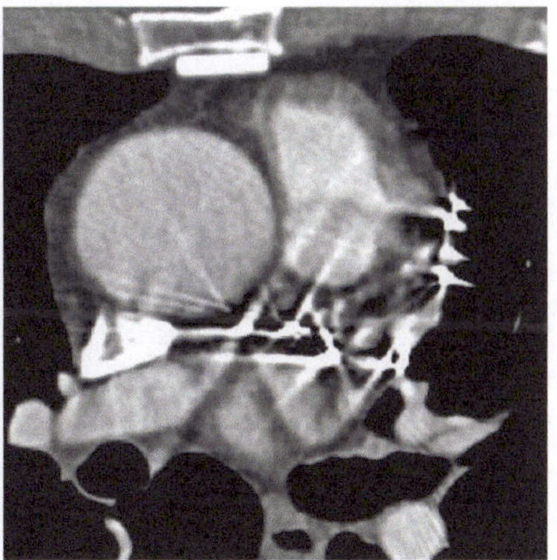

Fig. 11.5. Immagine TC assiale: grossolani artefatti dovuti alla presenza di *clips* metalliche in soggetto sottoposto ad intervento di by-pass aorto-coronarico

12

Cardio-TC: *stenting* coronarico

Marcello De Santis

Lo *stenting* coronarico rappresenta la forma più diffusa di rivascolarizzazione miocardica non chirurgica (circa 537.000 procedure interventistiche, a tale scopo, negli Stati Uniti nel 2002). Si tratta quindi di un approccio largamente diffuso che completa l'angioplastica coronarica, permettendo di risolvere, nella stessa sessione, un'eventuale stenosi coronarica significativa evidenziata durante il cateterismo cardiaco.

Nonostante l'affinamento della tecnica di impianto e la stessa introduzione di stent "medicati", in tutte le casistiche riportate in Letteratura si sottolinea la possibile evenienza di iperplasia neointimale a carico dello stent, con conseguente re-stenosi intra-stent. Tale evenienza ha, nelle diverse casistiche, un'incidenza variabile dal 4 al 40% e di fatto implica la necessità di un controllo periodico della pervietà dello *stenting*.

Il monitoraggio non invasivo si basa sulle classiche tecniche provocative di ischemia miocardica, in primo luogo l'ECG da sforzo e, in seconda istanza, l'ecocardiografia da stress e la scintigrafia miocardica da sforzo (farmacologico o ergometrico). Al pari di quanto dimostrato nei pazienti operati di by-pass aorto-coronarico in follow-up, anche in questo ambito l'ECG da sforzo rappresenta storicamente l'indagine di primo livello, nonostante i suoi valori di sensibilità e specificità siano significativamente inferiori a quelli ottenibili con le indagini di stress imaging di secondo livello. Anche in questo caso, ovvero nel follow-up degli stent coronarici, la coronarografia rappresenta il *gold standard* al quale riferirsi ogni qualvolta si abbia un rilievo dubbio, o francamente patologico, alle indagini di prima e seconda istanza sopra menzionate.

L'introduzione della TC delle coronarie con sincronizzazione ECG in ambito cardiologico ha suscitato da subito l'interesse generale della comunità scientifica, nell'ottica di operare finalmente un follow-up del tutto non invasivo degli stent coronarici: ma questi sono di materiale metallico, quindi fortemente iperdenso in TC, e si determina, analogamente a quanto accade per le calcificazioni della parete vascolare, il cosiddetto effetto *blooming*. Si tratta di un particolare artefatto caratteristico delle strutture iperdense visualizzate in TC, a genesi multifattoriale, ovvero legato al combinarsi di effetto volume

P. Pavone, M. Fioranelli, *Malattia coronarica*. ISBN 978-88-470-0849-6; © Springer 2008

parziale, indurimento del fascio ed interpolazione a seguito del quale esse tendono ad apparire molto più grandi di quanto non siano in realtà. I riflessi negativi nella valutazione TC di pervietà dello *stenting* sono comprensibili. L'artefatto è inoltre tanto più evidente quanto più elevato è il gradiente di densità tra lo stent ed il lume. Nei vasi di piccole dimensioni, come quelli coronarici, l'effetto negativo di questo artefatto è aumentato dal fatto che la sua dimensione è dello stesso ordine di grandezza del diametro del vaso.

Da quanto esposto in precedenza si evince la necessità di ottimizzare al meglio possibile tutti i parametri di acquisizione, a cominciare dalla risoluzione spaziale, che deve essere pertanto massima, al fine di limitare gli artefatti derivanti dalla struttura metallica dello *stenting*. I continui miglioramenti che l'evoluzione tecnologica delle apparecchiature ha prodotto nel corso degli ultimi anni a tale proposito spiegano bene l'aumentata accuratezza diagnostica della metodica TC in questo ambito. Attualmente i *voxel* che compongono il volume di acquisizione sono di dimensioni sub-millimetriche e di eguale entità lungo le tre direzioni dello spazio (0,4 × 0,4 × 0,4 mm per apparecchiature TC a 64 file di detettori, 0,3 × 0,3 × 0,3 mm per apparecchiature TC di tipo *dual source*). Con questi valori di risoluzione spaziale l'imaging TC risulta a tutti gli effetti "isotropico" ovvero ricostruibile in qualsiasi piano dello spazio senza perdita di risoluzione (Fig. 12.1) e si avvicina sensibilmente alla risoluzione spaziale propria della coronarografia (imaging "proiettivo" 0,2 × 0,2 mm).

Altrettanta importanza riveste la risoluzione temporale, che ha raggiunto ormai stabilmente un livello pari a 83 millisecondi (ancora lontano da quello storico dei 50 millisecondi, al di sotto del quale si ottiene la completa eliminazione degli artefatti da movimento cardiaco, quale che sia la fase del ciclo considerata, ma pur sempre tale da permettere buoni risultati nella maggioranza dei pazienti, in particolare anche in coloro la cui frequenza cardiaca, durante l'esame, sia superiore ai canonici 65 bpm).

Con questi requisiti di base la tecnologia delle apparecchiature TC è oggi in grado di migliorare ulteriormente la visualizzazione del lume intra-stent, grazie all'impiego di appropriati "filtri" (algoritmi di convoluzione) ad elevata frequenza, che ottimizzano il rapporto reciproco dei valori di attenuazione di *voxel* adiacenti quando questi valori siano significativamente diversi, come accade appunto tra stent e lume intra-stent (Fig. 12.2).

Anche la somministrazione endovenosa del mezzo di contrasto ed il milliamperaggio impiegato per l'acquisizione TC sono parametri tecnici da ottimizzare al meglio nella valutazione TC dello *stenting* coronarico, tenendo in debito conto i fattori legati al paziente, quali la costituzione fisica (*body mass index*, BMI). Date le difficoltà proprie dell'imaging TC in questo ambito, risulta infatti fondamentale, da un lato, privilegiare i mezzi di contrasto a più alto contenuto iodato (400 mg I/100 mL) e, dall'altro, ottimizzare al meglio il *timing* della scansione, ricorrendo a tecniche di detezione automatica dell'arrivo del mezzo di contrasto ad elevata velocità (almeno 5 cc/sec) nel distretto in esame (*bolus tracking*).

La necessità di impostare livelli elevati di milliamperaggio nell'acquisizione TC riguardante la valutazione degli stent coronarici implica una dose radiogena al paziente più elevata e, quindi, un ricorso obbligato ai sistemi di modulazione della corrente del tubo radiogeno (ECG *pulsing*) tramite i quali

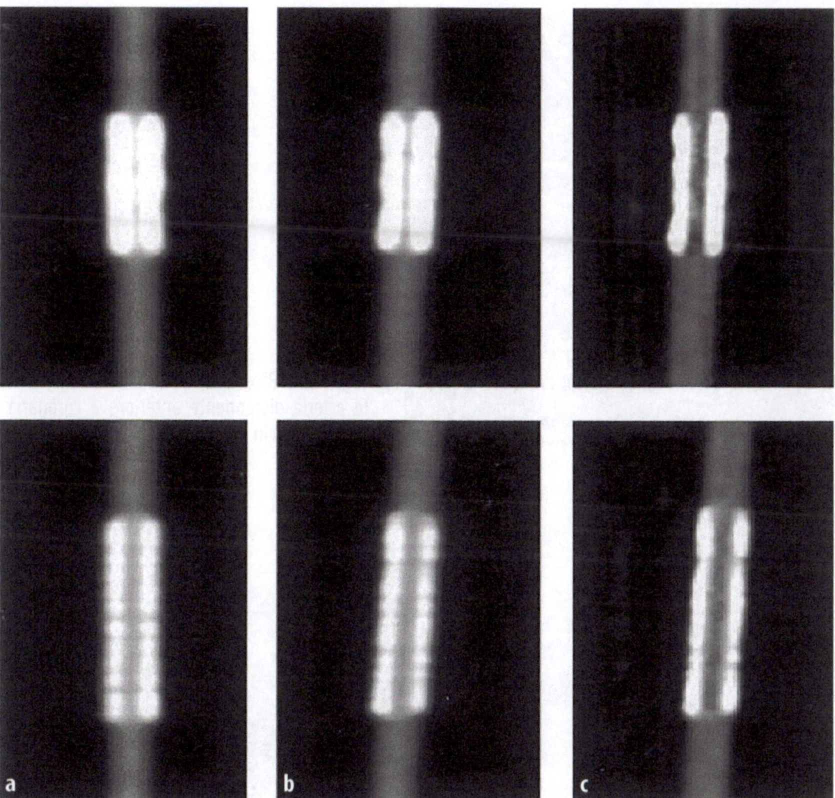

Fig. 12.1 a-c. Immagini TC "in vitro" di stent coronarici visualizzati con TC a 4 (**a**) 16 (**b**) 64 (**c**) file di detettori. Si noti il miglioramento della risoluzione spaziale della struttura metallica dello stent con le apparecchiature di ultima generazione

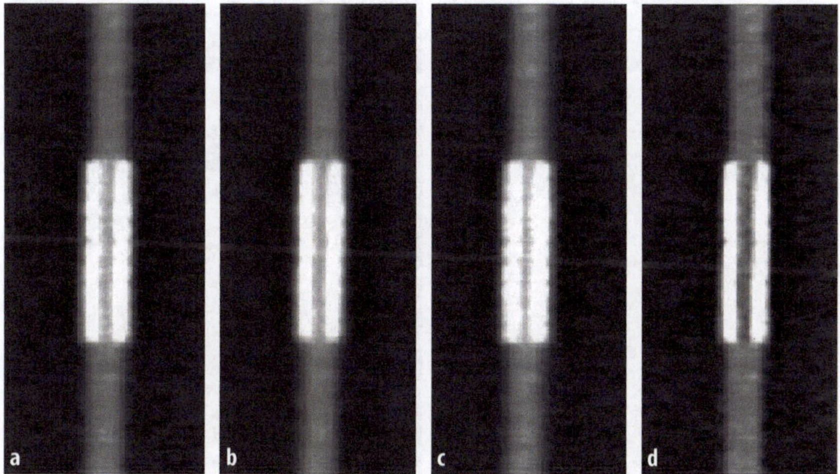

Fig. 12.2 a-d. Immagini TC "in vitro" di stent coronarico visualizzato con filtri di convoluzione diversi (**a** B20f, **b** B25f, **c** B30f, **d** B64f). Si noti il miglioramento della visualizzazione del lume interno dello stent con il filtro B46f (**d**)

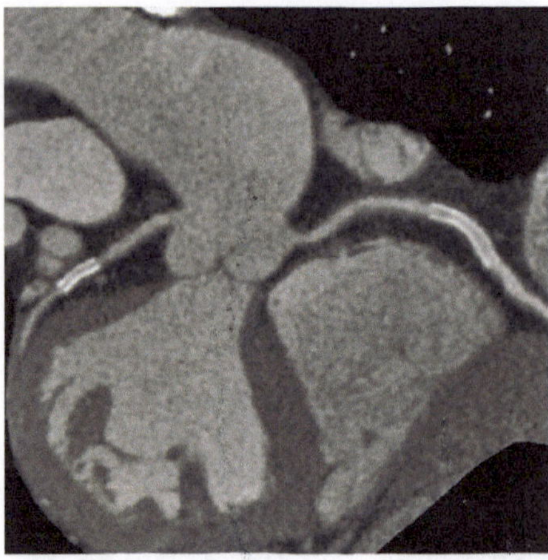

Fig. 12.3. Ricostruzione MPR di *stenting* delle arterie discendente anteriore e coronaria destra, pervi in entrambi i casi

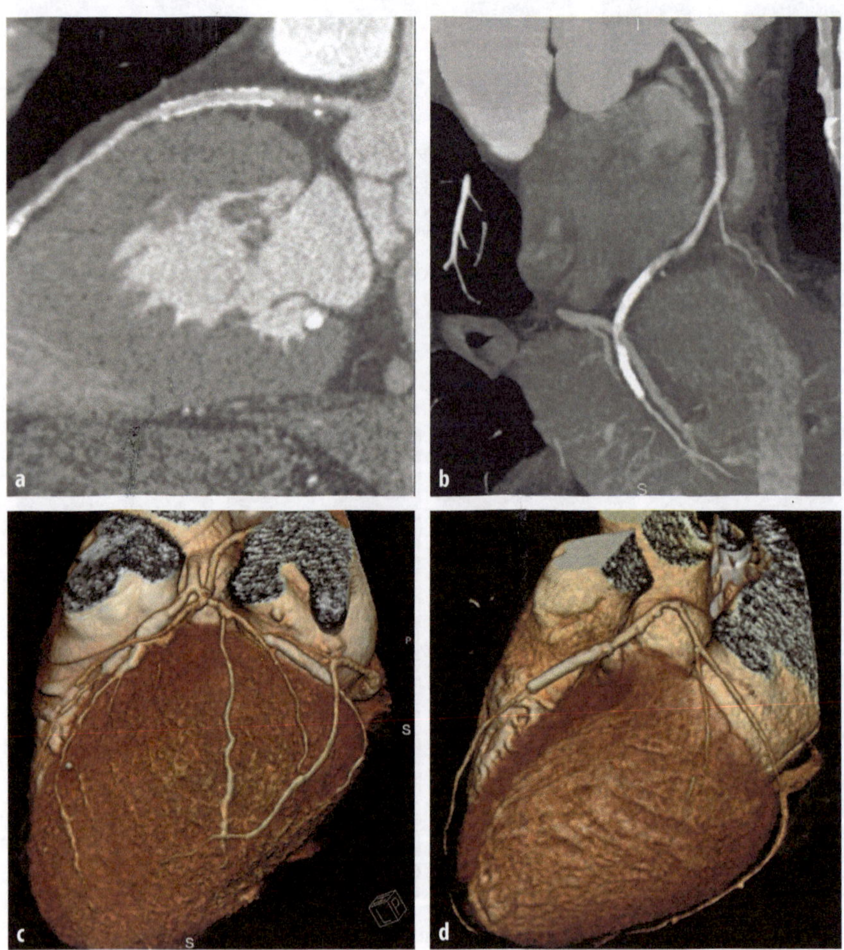

Fig. 12.4 a-d. Esempi di stent coronarici

il fascio di raggi X si riduce automaticamente durante la fase sistolica, mantenendosi inalterato in fase diastolica, ovvero la fase in cui minori sono gli artefatti da movimento cardiaco.

I risultati finora riportati in Letteratura, peraltro ottenuti in popolazioni di pazienti altamente selezionate, indicano una piena affidabilità della metodica per quanto concerne lo *stenting* del tronco comune. L'accuratezza diagnostica permane buona nei casi in cui il calibro dello stent sia uguale o superiore ai 3 mm (Figg. 12.3, 12.4); questo valore, infatti, rappresenta attualmente il *cut-off* al di sotto del quale l'accuratezza diagnostica di questa metodica, in questo ambito, scende in misura significativa (85%> 3 mm <26%). Purtroppo l'incidenza di iperplasia neointimale e di re-stenosi intra-stent è inversamente proporzionale al calibro dello *stenting*, limitando oggettivamente l'applicabilità pratica, almeno per il momento, di questa metodica.

La recente introduzione in campo clinico-sperimentale di nuove linee tecnologiche caratterizzate da un aumentato numero di strati per rotazione (128 e 320), o di multipli sistemi tubo-detettore (*dual source*), potrà migliorare la visualizzazione degli stent coronarici, a patto che si abbia un concomitante incremento della risoluzione spaziale senza un ulteriore aumento della dose radiogena al paziente. Da questo punto di vista, la tecnologia *dual source* sembra in grado di assicurare un buon controllo della dose, grazie soprattutto ad una ottimizzazione della modulazione di corrente del tubo radiogeno. Una soluzione alternativa potrebbe essere quella legata all'impiego di materiali più radiotrasparenti, o addirittura riassorbibili, per il confezionamento degli stent, come dimostrato dalle ultime linee di ricerca in tale direzione.

13

Cardio-TC: altre applicazioni cardiache extra-coronariche

Marcello De Santis

L'imaging del cuore con apparecchiature TC a sincronizzazione ECG, sin dalla sua introduzione in campo clinico, ha dimostrato potenzialità diagnostiche in campi diversi da quello strettamente vascolare coronario. Gli elevati livelli di risoluzione spaziale e temporale di questa metodica, la sua panoramicità e la sua maggiore duttilità rispetto alla RM sono tali da permettere, nella stessa sessione, lo studio sia dell'albero coronarico che delle strutture cardiache extra-coronariche. Questa peculiarità è stata utilmente impiegata in una serie di applicazioni pratiche, che di seguito esamineremo.

Volumetria cardiaca – cinesi ventricolare

La misura dei volumi delle camere cardiache è alla base di qualsiasi valutazione cardiologica. In ambito ecocardiografico standard (mono-bidimensionale) ed angiocardiografico, tale misura è solitamente basata su assunti geometrici che ne facilitano l'impiego su larga scala. Uno dei principali meriti della RM in ambito cardiologico è stato quello di introdurre una misura finalmente tridimensionale di detti volumi, permettendo una definizione molto più accurata dei criteri di normalità, in particolare per quanto concerne il ventricolo destro (storicamente ostico per la metodica ecocardiografica), in modo del tutto non invasivo e ripetibile. Allo stesso modo, questa metodica d'imaging ha reso possibile una valutazione finalmente affidabile, non operatore nè paziente dipendente, della cinesi ventricolare, ovvero della complessa interazione dei movimenti di accorciamento circonferenziale e traslazione longitudicale che caratterizzano, ad esempio, il ventricolo sinistro. Questo ha reso la metodica RM il *gold standard* per quanto riguarda sia la volumetria cardiaca che la cinesi ventricolare, ma questo primato è adesso seriamente insidiato dall'imaging TC con sincronizzazione cardiaca.

Questa ultima metodica è infatti in grado di ottenere un dettaglio anatomico tridimensionale superiore alla RM, in forza della migliore risoluzione spaziale (isotropicità). A questo vantaggio spaziale deve aggiungersi quello temporale,

P. Pavone, M. Fioranelli, *Malattia coronarica*. ISBN 978-88-470-0849-6; © Springer 2008

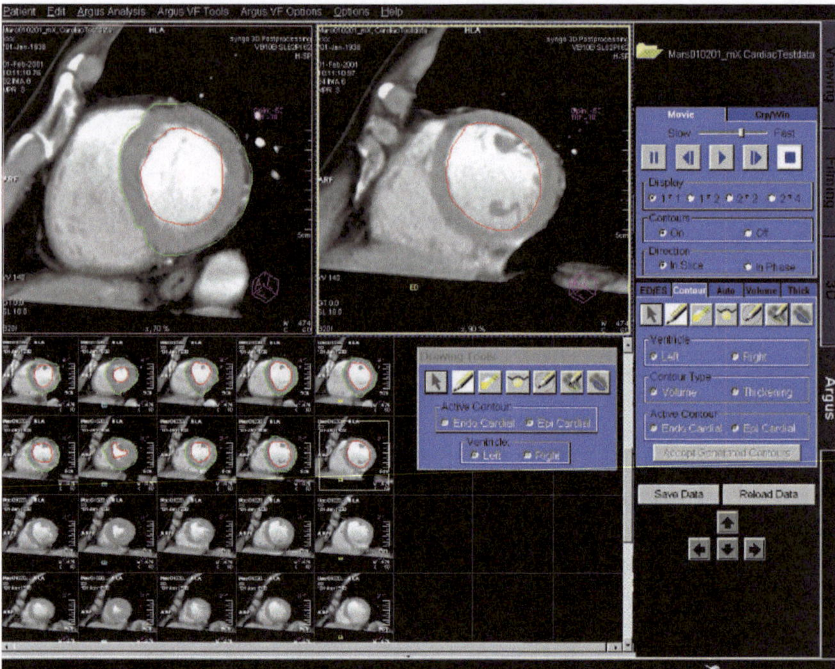

Fig. 13.1. Misurazione dei volumi ventricolari con software dedicato

derivante dalla migliore definizione TC, nel singolo paziente, delle fasi telediastolica e telesistolica, grazie al carattere retrospettivo della ricostruzione, che permette di operare, caso per caso, una valutazione visiva e rigorosa (in termini di millisecondi) del *timing* di apertura/chiusura delle valvole cardiache (Fig. 13.1).

Tutto ciò implica, ovviamente, un carico dosimetrico per il paziente, che sarebbe sicuramente inaccettabile se la volumetria cardiaca e la cinesi ventricolare costituissero il *core* dell'esame TC, come accade in ecocardiografia. Al contrario, essi rappresentano rilievi morfo-funzionali accessori che possono essere in ogni caso estrapolati dallo studio TC dell'albero coronarico senza necessità di quote aggiuntive di dose e/o di mezzo di contrasto per il paziente. In questa ottica è quindi possibile integrare, nella cardiopatia ischemica sottoposta a rivascolarizzazione miocardia, il dato morfologico relativo ai vasi coronarici ed ai by-pass aorto-coronarici con quello morfo-funzionale riguardante le camere ventricolari, in particolare il ventricolo sinistro (rimodellamento ventricolare, aneurisma ventricolare, ipo-acinesia distrettuale).

Atrio sinistro e vene polmonari – vene cardiache

In ambito elettrofisiologico il numero di pazienti con fibrillazione atriale (FA) resistenti al trattamento farmacologico, e quindi candidati all'ablazione trans-catetere delle vene polmonari dalla camera atriale sinistra, è in costante

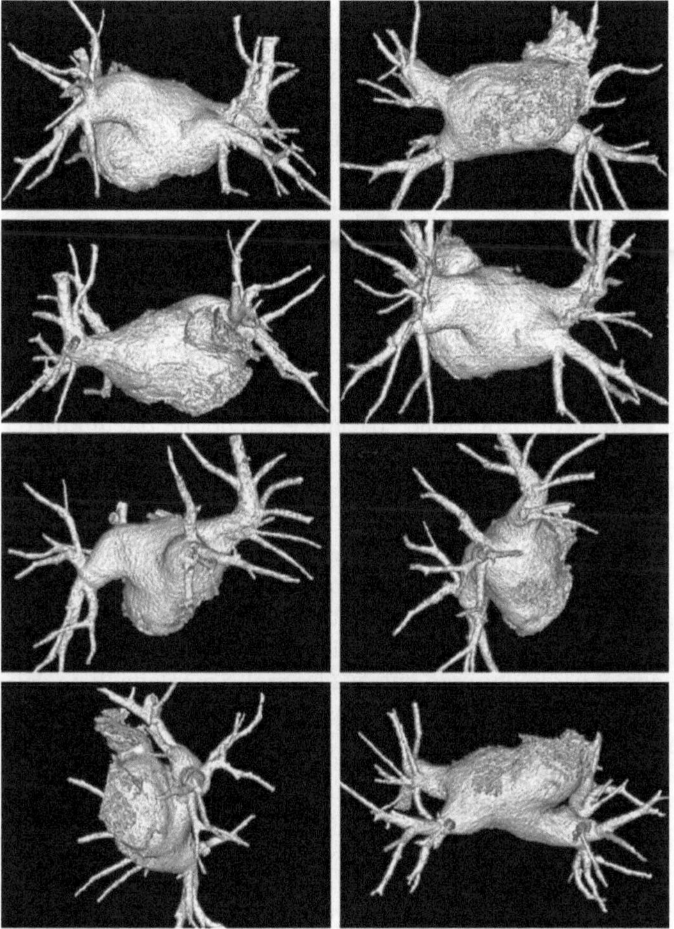

Fig. 13.2. Ricostruzione *volume rendering* del complesso atrio sinistro – vene polmonari

aumento. Si tratta di casi in cui foci di miociti atriali, rimasti intrappolati durante l'embriogenesi nella porzione delle vene polmonari emergente dall'atrio sinistro, si rendono responsabili dell'induzione e/o del mantenimento di aritmie sopraventricolari complesse, come la FA, la cui eradicazione richiede la deconnessione elettrica delle vene polmonari dall'atrio sinistro. Queste procedure di ablazione trans-catetere richiedono una rigorosa valutazione anatomica del complesso atrio sinistro – vene polmonari. Tale valutazione, che fino a pochi anni fa era appannaggio della RM, rappresenta oggi una delle principali indicazioni cardiache extra-coronariche dell'imaging TC con sincronizzazione ECG.

Ai vantaggi già elencati in precedenza, si aggiungono quelli derivanti dalla possibilità di sottoporre all'indagine TC anche pazienti con pacemaker e defibrillatori impiantabili, nonchè di ricostruire in modo tridimensionale le strutture anatomiche d'interesse (*rendering*) con conseguente migliore comprensione da parte dell'elettrofisologo (Fig. 13.2).

L'indicazione all'esame TC è duplice: pre- e post-ablazione. Nel primo caso l'esame deve fornire una mappa anatomica dettagliata dell'atrio sinistro (assi principali, volumi) e delle vene polmonari (numero, orientamento, calibro, *branching*), evidenziando eventuali trombosi endocavitarie; nel secondo caso deve mettere in evidenza eventuali complicanze correlate alla procedura di ablazione, tra le quali spicca la stenosi delle vene polmonari. Analoghe indicazioni pre- e post-procedurali caratterizzano l'esame TC del seno coronarico e delle vene cardiache maggiori quando l'approccio interventistico elettrofisiologico coinvolga queste strutture anatomiche.

Valvole cardiache

Gli elevati livelli di risoluzione spaziale e temporale ottenibili con l'imaging TC a sincronizzazione ECG, già ampiamente illustrati in precedenza, permettono di definire esattamente la morfologia delle valvole aortica e mitralica, con accurata visualizzazione di eventuali foci calcifici a tale livello. Con questa metodica, oltre a classificare schematicamente in quattro classi il grado di calcificazione di una valvola (1 = assente, 2 = lieve, 3 = discreto, 4 = severo), è infatti possibile definire topograficamente la localizzazione di tali calcificazioni e quantificarne il carico globale (*calcium scoring* valvolare), fornendo al cardiochirurgo una quadro molto più dettagliato della situazione valvolare e peri-valvolare in prospettiva di un'eventuale sostituzione protesica (Fig. 13.3).

Vitalità miocardica

In tema di cardiopatia ischemica, la presenza di miocardio ipofunzionante, ma vitale e quindi suscettibile di recupero funzionale mediante procedure di rivascolarizzazione miocardia, è ormai il fiore all'occhiello dell'imaging RM. La presenza di *late enhancement*, ovvero di aree miocardiche iperintense nelle

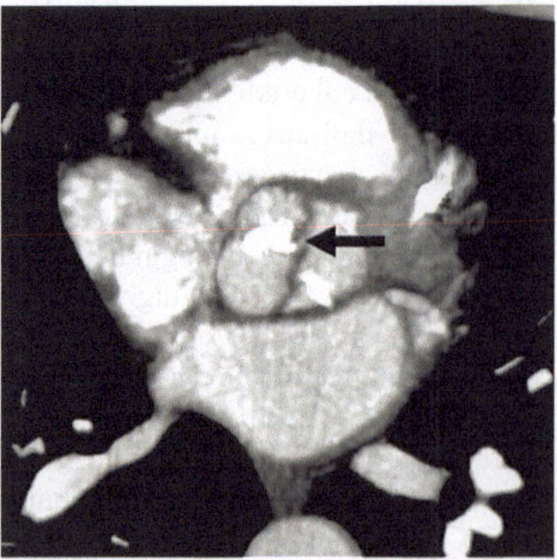

Fig. 13.3. Immagine TC di valvola aortica bicuspide che presenta alcune calcificazioni a livello dei lembi valvolari (*freccia*)

immagini post-contrasto acquisite tardivamente (10-15 minuti), rappresenta infatti un sicuro *marker* di danno miocardico irreversibile a tale livello, soprattutto se a questo si aggiunge la presenza di un ridotto *enhancement* subendocardico omologo nelle immagini perfusionali acquisite in fase arteriosa precoce (Fig. 13.4).

I mezzi di contrasto impiegati in RM ed in TC, pur nella loro sostanziale diversità, sono pur sempre di tipo "extracellulare" in entrambi i casi, ovvero caratterizzati da una fase intravascolare precoce, cui segue immediatamente il passaggio nel compartimento extracellulare (interstizio), secondo cinetiche sostanzialmente simili. Su questa base non meraviglia che osservazioni analoghe a quelle indicate per la metodica RM siano state effettuate anche in TC. L'acquisizione delle immagini TC per l'albero coronarico è solitamente eseguita in fase arteriosa precoce e può quindi evidenziare eventuali aree di ridotto *enhancement* a carattere sub-endocardico nel paziente post-infartuato (Fig. 13.5).

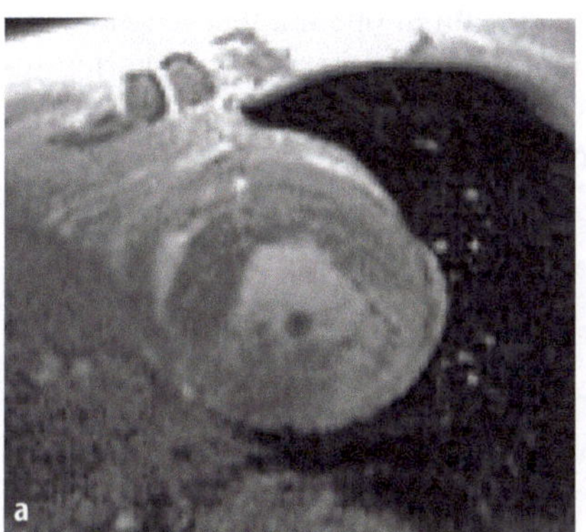

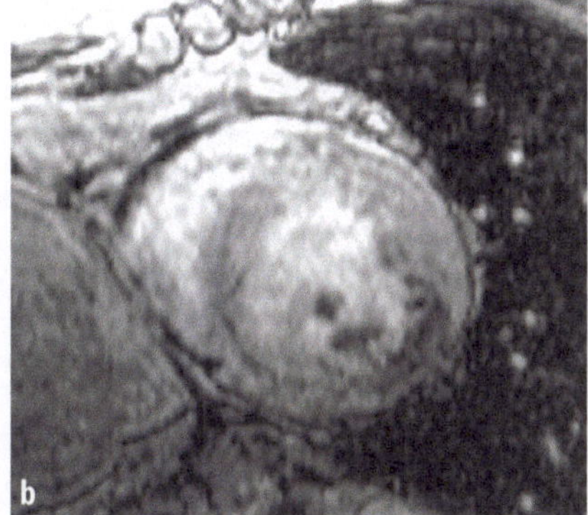

Fig. 13.4 a, b. a Immagine RM asse corto post-contrasto tardiva con *enhancement* a livello laterale. **b** Immagine RM asse corto post-contrasto precoce con ridotto *enhancement* omosede

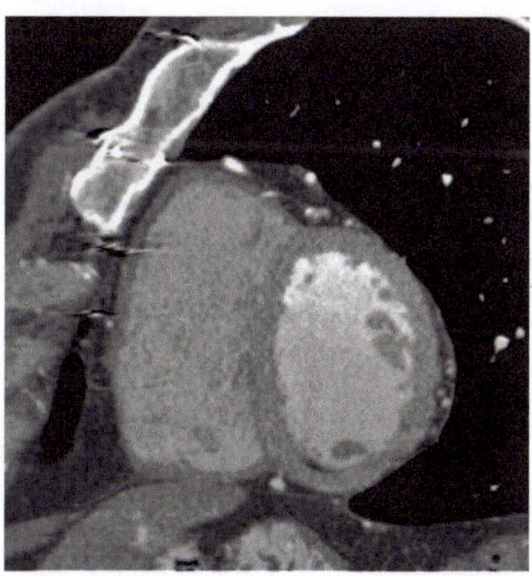

Fig. 13.5. Ricostruzione TC asse corto con evidenza di ridotto *enhancement* in sede subendocardica inferiore in paziente con pregresso infarto miocardico omosede

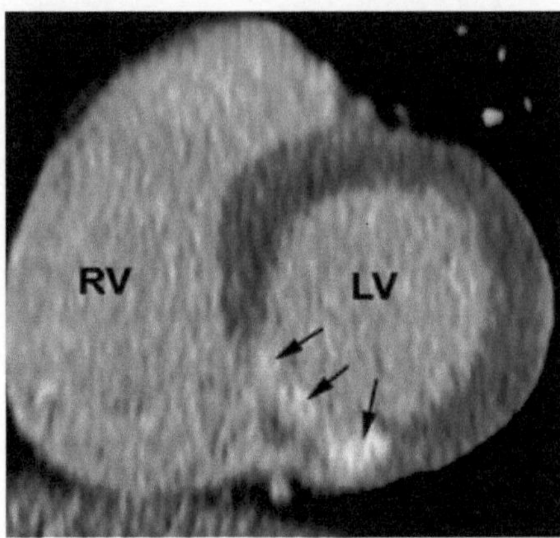

Fig. 13.6. Ricostruzione TC asse corto con evidenza di *enhancement* tardivo in corrispondenza del setto inferiore in paziente con pregresso infarto miocardico omosede

Lo stesso dicasi in fase post-contrasto tardiva: la presenza di danno miocardico irreversibile si accompagna anche nell'imaging TC a focale *enhancement* miocardico (Fig. 13.6). La necessità di operare una seconda acquisizione tardiva, con il conseguente raddoppio del carico dosimetrico, e l'intrinseca minore risoluzione di contrasto ottenibile in TC, rispetto alla RM, rendono questo approccio, al momento, non perseguibile.

14

Ruolo preventivo dell'imaging TC

Paolo Pavone, Roberto Leo

Questa breve trattazione è utile per segnalare quanto sta succedendo, da alcuni anni, nell'imaging e si sta diffondendo al di fuori dei canoni della comunità scientifica, senza quindi un'approvazione ed una validazione mediante studi clinici controllati, anche a discapito dell'organizzazione sanitaria. Ci riferiamo all'impiego dell'imaging a fini diagnostico-preventivo in soggetti asintomatici. Abbiamo parlato a lungo, in questo testo, delle indicazioni all'esecuzione della TC delle coronarie: non vogliamo essere noi a definire un utilizzo di questa indagine a fini preventivi, ma di sicuro un suo impiego, già molto diffuso, in soggetti scarsamente sintomatici, o non sintomatici, ma con fattori di rischio presenti; questa prassi è quasi un'anticamera dell'imaging preventivo; negli Stati Uniti, iniziata dapprima con la valutazione del *calcium score*, si è evoluta nella valutazione delle coronarie con le tecniche tridimensionali di angiografia con TC.

Vogliamo invece segnalare un completamento della TC delle coronarie che possa essere proposto al paziente, in maniera non invasiva e senza alcun rischio. È infatti vero che il paziente esegue un esame basato su un'indicazione clinica alla TC delle coronarie, ma è anche vero che si tratta di un paziente di età avanzata, oltre i 50 anni, quindi a rischio anche per altre patologie, vascolari ed oncologiche, e si tratta, spesso, di fumatore o ex fumatore (spesso "ex" da poche settimane e non si sa realmente per quanto). Inoltre, l'esame TC delle coronarie viene eseguito utilizzando un mezzo di contrasto in fase dinamica, durante il passaggio arterioso del bolo. Il mezzo di contrasto opacizza anche tutti i vasi del corpo e le strutture parenchimali.

Queste considerazioni spronano i medici a chiedere al paziente di accettare un completamento con indagine *total body*, acquisendo immagini immediatamente dopo il pacchetto dedicato a livello toracico per la valutazione delle coronarie (Fig. 14.1). Non è una sorpresa che i pazienti accettino quasi sempre questo completamento, che li impegna poco o per nulla (l'acquisizione avviene in circa 10 secondi durante una nuova fase di apnea, immediatamente dopo l'esame TC). Inoltre, questo completamento viene eseguito in termini di massima sicurezza, con dosaggio molto basso delle radiazioni (utilizzando radiazioni di bassa energia, con valore di 100 mAs).

P. Pavone, M. Fioranelli, *Malattia coronarica*. ISBN 978-88-470-0849-6; © Springer 2008

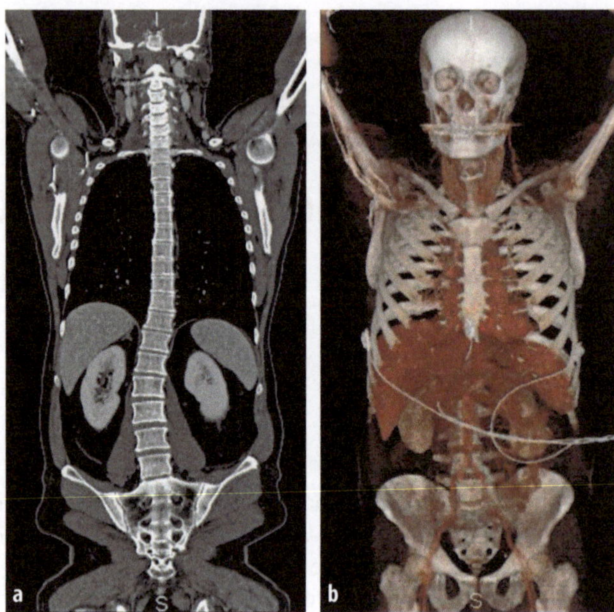

Fig. 14.1 a, b. Immagini bidimensionali e tridimensionali acquisite a livello del corpo (*total body*) a completamento dell'esame TC delle coronarie

Nonostante sia una procedura non convenzionale, non "certificata" dal vaglio della comunità scientifica, questa tecnica ha un certo significato, soprattutto se si considerano singolarmente gli organi che vengono valutati. Innanzitutto, per quanto riguarda i polmoni, sappiamo come lo studio ELCAT (Henschke e coll, 2006) da anni abbia proposto l'impiego della TC del polmone, con tecnica a basso dosaggio, per la prevenzione delle neoplasie polmonari, con scadenza annuale, nei pazienti fumatori. Bene, nel completamento eseguito dopo la TC delle coronarie, si fa esattamente quello che viene proposto dallo studio ELCAT e che ha trovato, in Italia, il proprio paladino nel Prof. Veronesi, che da molti anni conduce questo tipo di diagnostica precoce presso l'Istituto di Oncologia, da lui guidato. A convincerci ad eseguire questa indagine del polmone routinariamente a completamento dell'esame TC sono stati due casi, quasi occasionali, ma indicativi, riscontrati nella prima fase della nostra eperienza: una paziente di 63 anni, non fumatrice, nella quale, incidentalmente, nel campo di vista acquisito a livello delle coronarie si identificò una neoplasia polmonare di 18 mm di diametro, confermata poi all'intervento chirurgico; nel secondo caso identificammo linfonodi parailari aumentati di volume, e fu eseguita, poi confermata dalle successive indagini, la diagnosi di sarcoidosi. Con l'estensione a tutto il torace abbiamo successivamente identificato precocemente altri casi di neoplasia polmonare, tutti confermati al successivo intervento chirurgico.

Inoltre, estendendo le immagini a livello addominale, possiamo fare una valutazione degli organi parenchimali, per una verifica diagnostica precoce di eventuali lesioni neoplastiche e per la valutazione delle strutture vascolari, definendo lesioni aneurismatiche o stenosanti dell'aorta o delle arterie iliache.

È esperienza comune di chi ha raccolto casistiche in questo settore che i reperti incidentali sono molteplici, spesso anche significativi. Nella nostra esperienza di 418 casi eseguiti, abbiamo diagnosticato 9 neoplasie polmonari, tutte in fase iniziale ed asportabili chirurgicamente (tutti i pazienti sono attualmente in vita ad 1-4 anni dalla diagnosi), 2 tumori renali, 5 adenomi surrenalici non funzionanti (reperto incidentale e non di rilievo clinico), 3 neoplasie del colon (due del cieco ed una del sigma, evidenziate nonostante la mancata preparazione intestinale), 1 meningioma, 2 casi di aneurisma dell'aorta (non diagnosticati in precedenza, con diametro di 34 e 44 mm) ed infine, per quanto incidentale e non sottoposto a successivo intervento, un leiomioma del diaframma sinistro. Si possono aggiungere 2 casi di malattia cronica della colecisti, con ispessimento diffuso della parete, e 3 casi di grossolani diverticoli duodenali. Nei casi di diverticolosi del sigma osservati, in due pazienti vi era una consensuale patologia infiammatoria periviscerale.

Segnaliamo inoltre che le immagini acquisite sono ricostruite a strato sottile, consentendo una valutazione, tridimensionale ed accurata, della colonna lombo sacrale, con informazioni diagnostiche spesso importanti nella definizione del grado di coinvolgimento spondiloartrosico.

Non è nostro compito analizzare in maniera scientifica il rilievo eseguito durante una continua esperienza professionale, ma di sicuro dobbiamo aspettarci che le richieste di questo tipo di indagini avranno una crescita in futuro: ci stiamo muovendo sempre più da una medicina "curativa" ad una medicina "preventiva" e stiamo entrando in un'epoca (questo ed il prossimo decennio) che vedrà la terza fase della vita della popolazione dell'immediato dopo guerra (in America definiti *baby boomers*, figli del *boom* economico di quegli anni). Si tratta di persone cresciute senza le condizioni di disagio della generazione precedente, attente alla propria salute, informate su nuove procedure diagnostiche e terapeutiche. Aggiungiamo infine che, grazie all'utilizzo delle risorse internet, attualmente i pazienti sono informati, sempre e di persona, sulle nuove tecnologie e prendono sempre più l'abitudine (criticabile, ma inevitabile) di essere personalmente referenti delle proprie scelte, anche in campo medico. Infine, i media hanno un loro "concorso di colpa": è già avvenuto negli Stati Uniti (dove molto spesso questo tipo di indagine è stata oggetto di articoli di stampa, non solo su riviste di medicina) e succederà, o sta già avvenendo, anche in Europa (in Germania un gruppo di professionisti ha lanciato l'idea di proporre la RM come tecnica d'imaging preventivo, con i limiti del non potere valutare coronarie e polmone, ed ha avuto tanto successo da dover costituire una "succursale" a Londra).

Nel rispetto delle procedure diagnostiche validate, con l'attenzione alle problematiche dell'esposizione radiogena, in un rapporto sempre continuo e sempre più positivo con i colleghi (cardiologi o medici generici), continuiamo a portare avanti le proposte di imaging a fini di diagnostica precoce delle malattie. Questo tenendo presente i limiti delle metodiche a nostra disposizione e proponendo sempre di affiancarle ad altre tecniche che completano la verifica preventiva dei pazienti (colonscopia, anche virtuale, valutazione mammografica, ecografia prostatica, etc.), sempre sulla guida di medici esperti con i quali definire un rapporto di collaborazione e di rispetto reciproco.

15

Impiego delle radiazioni X nella TC delle coronarie: valutazioni, precauzioni e prospettive

Paolo Pavone

La TC delle arterie coronarie utilizza una fonte radiogena (il tubo radiogeno), che emette radiazioni X, in quantità modulabile a seconda dell'impiego che viene eseguito. Di recente si è sviluppata una notevole attenzione alla problematica dell'impiego delle radiazioni ionizzanti in diagnostica medica, con lo scopo di limitarne l'utilizzo ed evitare i danni potenzialmente connessi. Siamo consapevoli del potenziale danno oncologico causato dalle radiazioni ionizzanti: i radiologi della generazione precedente alla nostra usavano in maniera scarsa e poco convinta le precauzioni che sono oggi d'obbligo per gli operatori. Pertanto sono stato direttamente testimone dei danni subiti da chi effettuava quotidianamente esami del sistema digerente in condizioni di scarsa sicurezza, spesso direttamente in scopia: danni dermatologici a livello delle dita, se non dita mancanti, ed alta frequenza di tumori, per lo più ematologici. Tuttavia, diversa è l'esposizione continua e quotidiana di operatori non attenti, o non consci, del danno da raggi X, rispetto all'esposizione *una tantum* di un esame diagnostico eseguito per la valutazione delle coronarie, che al contrario degli esami diagnostici di TC eseguiti per valutazioni oncologiche in follow-up, non viene ripetuto più volte nel tempo.

Danni da radiazioni ionizzanti

Allo stato attuale è possibile presumere, ma non definire con esattezza, che le radiazioni ionizzanti usate a fini medico diagnostici possono effettivamente essere chiamate in causa per definire la possibile insorgenza di malattie neoplastiche. Tuttavia, non può essere quantizzato chiaramente un rapporto di causa-effetto. La bassa quantità di radiazioni utilizzate a fini diagnostici non può infatti essere causa di effetti immediati, se non in caso di impiego prolungato (come nel corso di lunghi e ripetuti cateterismi agiografici), al contrario di quanto avviene nell'irradiazione terapeutica o in quelle verificatesi per eventi bellici (Hiroshima e Nagasaki) o per incidenti alle centrali nucleari (Chernobyl). In questi casi, infatti, l'effetto delle radiazioni è

P. Pavone, M. Fioranelli, *Malattia coronarica*. ISBN 978-88-470-0849-6; © Springer 2008

immediato, o tardivo, ma definibile con discreta certezza, con danni che si manifestano prevalentemente a livello degli organi più radioesposti, ovvero quelli con maggior metabolismo e *turn-over* cellulare (rimandiamo a letture più specifiche sull'argomento per quanto attiene questo tipo di radiazioni).

L'ipotetico danno cellulare che avviene durante l'impiego diagnostico delle radiazioni ionizzanti non può invece essere identificato nell'immediato nell'analisi degli effetti delle radiazioni ionizzanti e le valutazioni sono pertanto più di tipo speculativo che non direttamente misurabili e riscontrabili nella popolazione. In un articolo del NEJM (Brenner e Hall, 2007), considerano che dopo la bomba atomica di Hiroshima ci sia stato un largo gruppo di popolazione (circa 25.000 persone) che ha subito un'esposizione radiogena sovrapponibile a quella che si effettua durante l'esecuzione di una TC. Il paragone in realtà non è adeguato, in quanto l'esposizione radiologica eseguita durante un bombardamento atomico è un'esposizione radiologica continua nel tempo e che riguarda in maniera uniforme tutto il corpo; al contrario, invece, l'esecuzione di un esame diagnostico prevede un'esposizione limitata, mirata e per tempi molto brevi di parti del corpo ben definite, con esclusione delle regioni anatomiche attigue (il raggio è collimato, ovvero mirato alla regione in esame e l'effetto delle radiazioni non si estende ad altre aree). Pertanto queste considerazioni sono da valutare con discreta cautela e non devono essere considerate prove scientifiche, in quanto non è direttamente misurabile il rapporto di causa-effetto tra radiazione e danno subito quando, nelle tecniche diagnostiche utilizzate quotidianamente, viene eseguita un'esposizione non uniforme, ben demarcata, mirata all'organo in esame e con energia e durata dell'esposizione ben controllate (non si tratta di una fuga di materiale radioattivo).

Dose radiogena utilizzata in TC

La Tabella 15.1 consente di identificare validamente la dose efficace di radiazioni ionizzanti utilizzata nella TC delle coronarie, nei confronti di quella impiegata in altre indagini diagnostiche. La misurazione della dose efficace delle radiazioni ionizzanti impiegata viene misurata in Sievert (in realtà i valori di nostro interesse sono in mSv). I valori attualmente utilizzati per acquisire immagini TC delle coronarie risultano tra quelli globalmente più elevati tra le procedure diagnostiche. Questo perché, con le metodiche attualmente utilizzabili, si prevede l'impiego di tecniche di ricostruzione retroattiva dell'immagine, ovvero durante tutta la acquisizione di immagini TC del cuore

Tabella 15.1. Dose efficace per le procedure diagnostiche cardiologiche (da Dowe D, Radiological Society of North America (2006))

Procedura	Dose efficace (mSv)
Cateterismo cardiaco e coronarografia diagnostica	6-9
TC delle arterie coronarie	7-13
Procedura interventistica	20
SPECT Thallium (Persinakis e coll. (2002))	25,3
SPECT sesta-MIBI (Persinakis e coll. (2002))	12,2

vengono emesse radiazioni ionizzanti e solo successivamente, al computer, vengono estrapolati i dati che riguardano la fase telediastolica, quella che è utilizzata per la ricostruzione delle immagini tridimensionali. Pertanto ad una radiazione continua corrisponde la ricostruzione di immagini che prevede l'utilizzo di una componente di dati molto parziale. In effetti "sprechiamo" una quantità molto consistente di dati per sfruttare quelli utili all'imaging, che rappresentano circa il 15-20% del totale (diamo pertanto una dose radiogena eccedente dell'80%).

Tecniche per la riduzione della dose irradiata nella TC delle arterie coronarie

Di recente, anche in relazione alla sensibilità che l'opinione pubblica pone al problema della dose radiogena, sono state sviluppate tecniche che consentono di ridurre notevolmente la quantità di raggi emessa e, di corrispondenza, la dose efficace. Ci sono tre tecniche diverse, che possono anche essere integrate e sommate, potenziando gli effetti benefici sulla riduzione della dose.

La prima tecnica è quella utilizzata su qualunque apparecchiatura di tomografia computerizzata e che prevede di ridurre l'esposizione in maniera proporzionata in rapporto alla configurazione ed alla morfologia del paziente. La tecnica prevede di valutare, preliminarmente all'esecuzione delle indagini radiografiche, lo spessore del corpo, la consistenza, in modo tale da ridurre, punto per punto e fetta per fetta, la quantità di radiazioni utilizzate (i milli-Ampere effettivi), senza limitare dal punto di vista diagnostico la qualità delle immagini. Questo tipo di tecnologia viene utilizzata normalmente in qualsiasi applicazione TC, di tutto il corpo, non soltanto per la valutazione delle arterie coronarie, portando ad una riduzione complessivamente del 35-40% della radiazione utilizzata e quindi, consensualmente, dell'assorbimento da parte del paziente e della dose efficace. A questo si aggiunga che l'operatore può scegliere protocolli con valori limitati di energia della radiazione ionizzante (espressi in KVolt), in rapporto alla conformazione del paziente.

La seconda tecnica utilizzata, introdotta più di recente, è quella che prevede una tecnologia che è stata definita con il termine *step and shoot*; con questa tecnica non si utilizza più la tecnologia spirale in fase di acquisizione dei dati, ma vengono utilizzate 4-5 sezioni, ciascuna ferma sul singolo e diverso piano assiale anatomico, di circa 4 cm ciascuna, che vanno a coprire completamente la regione anatomica del cuore, spostando di volta in volta il lettino porta-paziente. Ovvero viene eseguita una prima sezione assiale del primo strato (4 cm), seguita dallo spostamento della tavolo e dalla sezione successiva (complessivamente 5 acquisizioni, per un totale di 20 cm, sufficienti per coprire completamente la sezione anatomica che comprende il cuore, a livello toracico). Il tubo radiogeno ruota di continuo attorno paziente, senza emettere radiazioni ionizzanti. L'attivazione delle radiazioni X viene invece eseguita soltanto, in consensualità con il tracciato elettrocardiografico, durante la fase telediastolica. Pertanto, durante l'indagine, le radiazioni ionizzanti sono emesse soltanto nella fase che è utile per la ricostruzione delle immagini, senza effettuare un'irradiazione nei momenti in cui non è necessaria per la ricostruzione dell'immagine del cuore e delle coronarie.

Con questa tecnologia si è ottenuta una riduzione dell'esposizione cardiogena di circa l'80%, passando pertanto da circa 20 mSv a 4-5 e fino a 2 mSv. Il limite di questa tecnica è che il passaggio da una "fetta" all'altra porta frequentemente ad artefatti a "scalino", maggiormente evidenti di quanto non avvenga con la tecnica spirale. Un'alternativa è stata proposta, utilizzando emissione mirata di radiazioni nella sola fase telediastolica, ma conservando l'acquisizione spirale e non "fetta per fetta". Risultano minori, con questa tecnica, gli artefatti e viene sempre utilizzata una tecnica di ricostruzione retrospettiva delle immagini, cercando nella finestra temporale della telediastole i dati che meglio consentono la creazione dell'immagine tridimensionale. Le radiazioni sono infatti emesse nella fase telediastolica, ma in una finestra temporale ampia. La riduzione della dose con questa tecnica è del 50% (contro l'80% della tecnica precedente).

Una terza possibilità e quella di utilizzare *array* di detettori più larghi, che consentano di ottenere l'immagine TC delle coronarie con una sola rotazione intorno paziente. Stiamo parlando quindi delle apparecchiature più recenti, che hanno un gruppo di detettori che, da 4 della prima generazione, a 16 della generazioni intermedia e a 64 della generazione attuale, si porta a 128, 256 o 320. Il numero di detettori contenuti nell'*array* (la fascia che contiene in parallelo i detettori) corrisponde allo spessore del settore anatomico che può essere valutato in una singola rotazione del tubo. Pertanto, mentre con l'apparecchiatura a 64 strati lo spessore valutato per singolo strato è di 4 cm (per coprire i 18-20 cm che corrispondono alla regione anatomica cardiaca occorre eseguire 4-5 rotazione), con l'apparecchiatura a 128 è necessario un numero di rotazioni di 2, mentre con 256 o 320 detettori lo spessore anatomico valutato in una singola rotazione è di 14-16 cm: pertanto con una sola rotazione si può valutare completamente, in maniera tridimensionale, il cuore. Si intuisce come la riduzione dell'esposizione radiologica sia importante, anche perché l'emissione di raggi, anche con questo tipo di apparecchiature, avviene soltanto durante la fase telediastolica, quando, ai fini della ricostruzione delle immagini, il cuore viene considerato praticamente fermo. Anche con queste apparecchiature si ha pertanto una riduzione dell'esposizione radiologica dell'80%, senza la possibilità di artefatti da ricostruzione che sono invece frequenti nello spostamento tra uno strato e il successivo utilizzando la tecnica assiale (*step and shoot*) a 64 strati.

Confronti con altre metodologie

Dalla Tabella 15.1 s'intuisce come, senza l'utilizzo di tecniche che consentano la riduzione della dose radiogena, la TC delle arterie coronarie sia tra le tecniche che espongono maggiormente il paziente ad una dose radiogena, e si giustifica pertanto l'atteggiamento critico che, in una prima fase di introduzione della tecnica, molti clinici hanno avuto nel proporre l'impiego routinario della TC delle coronarie.

Va tuttavia segnalato come altre tecniche diagnostiche molto diffuse, di interesse cardiologico, abbiano un'esposizione radiogena sovrapponibile, se non superiore, a quella della TC, eseguita senza tecniche che consentano una riduzione della dose. Ci riferiamo in particolare alle tecniche di medicina nucleare cardiologiche, utilizzando sesta-MIBI o tallio. Infine va ricordato che la dose utilizzata durante esami con cateterismo è molto variabile e, soprattutto quando vengano eseguite procedure di natura interventistica, con posizionamento di stent, può essere molto superiore a quella segnalata nella Tabella 15.1.

Nel momento in cui la dose utilizzata nella TC delle coronarie scende dell'80%, a 2-3 mSv, rientra nella pratica routinaria di qualunque altra tecnologia diagnostica che utilizza radiazioni X. Viene pertanto a cadere la problematica dell'eccessiva esposizione radiologica, peraltro da considerare in contrapposizione all'effettivo vantaggio di questa tecnologia, che consente l'identificazione di patologie stenosanti coronariche, a potenziale rischio per stenosi od ostruzioni, con la possiibilità di scoprire patologie prima che possano aver determinato condizioni patologiche significative, quale l'infarto del miocardio.

Utilizzo delle radiazioni ed età del paziente

Il rischio ipotetico da radiazioni ionizzanti utilizzate in radiologia diagnostica è direttamente correlato con l'età del paziente. Pertanto, nelle valutazioni diagnostiche in età pediatrica, l'utilizzo della TC deve essere effettivamente limitato in maniera importante, perché la radiosensibilità degli organi in crescita e la più lunga aspettativa di vita del paziente pediatrico portano ad una più certa correlazione di causa-effetto con eventuali potenziali problematiche oncologiche che si sviluppano nel resto della vita. Viene pertanto richiesta da parte dei radiologi pediatri una maggiore sensibilità ed un maggior obbligo ad attenersi a protocolli che limitano l'utilizzo delle radiazioni ionizzanti, sia impiegando tecnologie che, nel singolo caso, consentano di ridurre la dose emessa, sia cercando di utilizzare tecnologie diagnostiche diverse, che utilizzino sistemi di imaging privi di radiazioni ionizzanti. Ci riferiamo in particolare all'ecografia ed alla RM.

Al contrario, nei pazienti più anziani, l'effetto potenzialmente dannoso delle radiazioni ionizzanti è senz'altro minore, sempre in termini statistici. Pertanto l'utilizzo di radiazioni ionizzanti, modulato e ridotto al minimo possibile, può dar luogo a minori problemi sul piano dell'ipotetica insorgenza di malattia oncologica. In particolare, per quanto riguarda la valutazione dell'anatomia cardiaca con TC, le aree esposte a radiazioni (ricordiamo che si tratta di radiazioni mirate, sottili e limitate alla zona anatomica studiata) sono rappresentate fondamentalmente dai polmoni e, nelle donne, dalla ghiandola mammaria. Esiste anche la possibilità di proteggere, utilizzando degli schermi tenuemente radiopachi a base di bismuto, le ghiandole mammarie durante l'esecuzione di questo esame, riducendo del tutto l'eventuale rischio in quest'area anatomica. Per quanto riguarda i polmoni, invece, va ricordato che l'insorgenza di patologia neoplastica è, nei Paesi occidentali, pressoché in maniera sistematica correlata in maniera diretta al tabagismo; non può pertanto essere ipotizzata una patogenesi diversa, per utilizzo di radiazioni ionizzanti mirate a livello del polmone, nel momento in cui la neoplasia abbia una sua storia già conosciuta da decenni e direttamente correlata e proporzionata agli anni di tabagismo.

Conclusioni

Occorre fare alcune considerazioni nella valutazione del rapporto tra impiego della tomografia computerizzata delle arterie coronarie e potenziale danno da dose radiogena:

- *utilizzo di minori radiazioni*: le tecniche iniziali, con le quali siamo stati in grado di ottenere immagini tridimensionali delle arterie coronarie, utilizzavano effettivamente una dose elevata, sovrapponibile tuttavia a quella di altre procedure diagnostiche, impiegate routinariamente in cardiologia, quali le tecniche di medicina nucleare. Attualmente sono utilizzate tecniche TC che riducono la dose di circa l'80%. Pertanto, la problematica della dose radiogena deve essere ridimensionata e deve passare, per quanto possibile, in secondo piano;
- *ripetizione degli esami*: in un recente studio si è potuto dimostrare che, negli Stati Uniti, sempre più spesso un paziente è sottoposto a più esami TC del corpo (non delle coronarie) ripetuti nel corso dello stesso ricovero o in ricoveri successivi. Occorre pertanto sommare i valori dei mSv della dose cumulativa media, che va, a seconda dei casi, da 20 fino ad quasi 40 mSv. Si intuisce come sia più importante evitare ripetizioni, spesso non necessarie, di esami TC, piuttosto che evitare di eseguire una TC delle coronarie, esame che non viene in genere ripetuto se non a distanza di anni.
- *età del paziente*: la TC delle arterie coronarie è una tecnica che trova indicazione nella valutazione della malattia aterosclerotica (escludiamo da questo contesto le valutazioni in età pediatrica per la definizione di patologie congenite cardiache). Pertanto si tratta di pazienti in età più avanzata: difficilmente si esegue una TC delle coronarie in pazienti al di sotto di 50 anni ed il picco di applicazione cliniche, proprio della storia naturale della malattia arteriosclerotica, varia tra 55 e 65 anni. Le considerazioni statistiche sull'ipotetico danno da radiazioni mettono sempre in evidenza la potenziale insorgenza di neoplasie, che è ipoteticamente più probabile quando ad eseguire esami diagnostici ripetuti, utilizzando radiazioni ionizzanti, sia stato un paziente in età pediatrica, mentre risulta estremamente rara nei pazienti in età più avanzata;
- *valutazioni rischio-beneficio*: considerata la necessità di utilizzare tecniche che prevedano l'utilizzo di minori radiazioni ionizzanti, va tuttavia ricordato il beneficio che questa tecnica diagnostica apporta nell'identificazione precoce della malattia coronarica, nella caratterizzazione della placca aterosclerotica, al fine di un migliore indirizzamento delle terapie, e nella quantizzazione delle stenosi coronariche, con lo scopo di identificare pazienti che possono beneficiarie di procedure interventistiche ed interventi chirurgici di rivascolarizzazione, prima ancora che i sintomi siano resi evidenti sul piano clinico. Pertanto, l'utilizzo delle radiazioni è giustificato sul piano clinico e, con le dovute cautele, può essere utilizzato sia nei pazienti sintomatici, sia in pazienti asintomatici, nei quali il rischio elevato di malattia aterosclerotica giustifichi l'impiego di questa tecnica.

16

Ruolo della TC coronarica nella gestione del paziente con dolore toracico acuto

Giulio Speciale

Il paziente con dolore toracico acuto (DTA) rappresenta un impegnativo problema diagnostico sia per la molteplicità delle sue cause, sia per la necessità di una rapida diagnosi, volta ad escludere i quadri clinici potenzialmente letali, che comprendono l'infarto acuto del miocardio, la dissezione aortica e l'embolia polmonare.

Cause di dolore toracico

Negli USA più di 5 milioni di persone ogni anno vengono visitate nei dipartimenti di emergenza per dolore toracico acuto, con un costo superiore a 6 miliardi di dollari. In relazione al dolore toracico acuto, circa il 60% dei pazienti che si presenta nei centri di cura risultano non avere una patologia coronarica acuta (Tabella 16.1); per contro, dal 2 all'8% tale patologia non viene diagnosticata: quest'ultimo gruppo di pazienti è quello che ha la mortalità più elevata.

Tabella 16.1. Diagnosi dei pazienti con dolore toracico nella pratica clinica (in percentuale) (da Erhardt L, Herlitz J, Bossaert L e coll (2002)Task force on the management of chest pain. Eur Heart J 23:1153-1176, con autorizzazione)

Disturbo/Malattia	Klinkman n=396	Lamberts n=1875	Svavarsdottir n=190
Psichiatrico	8	11	5
Cardiaco	16*	22	18
Parete toracica/muscoloscheletrico	36	45	49
Gastrointestinale	19	2	4
Respiratorio/polmonare	5	3	6
Embolia polmonare			2
Altre/non diagnostico	16	17	16

* Diagnosi finale: 13% infarto acuto del miocardio (possibile), 87% *angina pectoris.*

P. Pavone, M. Fioranelli, *Malattia coronarica*. ISBN 978-88-470-0849-6; © Springer 2008

In caso di infarto acuto del miocardio l'elettrocardiogramma non risulta diagnostico nel 50% dei casi, oppure può non essere interpretabile a causa della presenza di disturbi della conduzione elettrica (blocco di branca sinistro, presenza di ritmo da pacemaker, etc.). I test ematochimici routinariamente eseguiti, relativi alla dismissione di enzimi cardiaci (CK, Mb, troponine, mioglobina), non presentano inoltre un'elevata accuratezza diagnostica nelle prime 4 ore dall'insorgenza dei sintomi. Pertanto i pazienti con sospetto di coronaropatia acuta vengono spesso ricoverati e, in un'elevata percentuale di casi, dopo avere effettuato test non invasivi provocativi di ischemia (ECG da sforzo, scintigrafia miocardica, ecocardiografia da stress) o esami invasivi come la coronarografia, vengono dimessi con diagnosi di "dolore toracico di origine non coronarica". Tutto questo comporta ovviamente un grosso dispendio di risorse ed un eccessivo affollamento delle strutture sanitarie.

Si rende pertanto necessario, in caso di dolore toracico acuto, poter utilizzare uno strumento diagnostico che consenta di confermare o escludere, rapidamente ed in modo affidabile, le cause più gravi di tale sintomo, quali la sindrome coronarica acuta, l'embolia polmonare e la dissezione aortica.

La TC coronarica, con apparecchiature a 64 strati di ultima generazione è senz'altro un mezzo diagnostico con tali caratteristiche, che consente un'ottima valutazione nel dettaglio delle arterie coronarie e, nello stesso tempo, dell'aorta e del circolo polmonare.

Numerosi studi hanno dimostrato infatti un'elevata accuratezza diagnostica (Tabella 16.2), superiore ai noti test provocativi di ischemica, quali il test ergometrico, l'ecocardiogramma e la scintigrafia miocardica da stress (da sforzo o farmacologico) (Tabella 16.3). Tali test rimangono comunque validi, in quanto forniscono ulteriori informazioni utili soprattutto per l'inquadramento clinico nel paziente cardiopatico già noto, ma tali elementi non sono in tema con la presente trattazione.

Tabella 16.2. Accuratezza diagnostica della TC a 64 strati (stenosi coronariche >50%) (da Rubinshtein e coll, 2007)

	Pz	NV	Spec%	Sens%	VPN%
Leschka, 2005	67	–	94	97	99
Raff, 2005	70	12	86	95	98
Leber, 2005	59	–	73-88	97	99
Mollet, 2005	52	2	99	95	99
Ropers, 2006	82	4	95	93	99
Fine, 2006	66	6	95	96	95

NV, non valutabili; Spec%, specificità del test in percentuale; Sens%, sensibilità del test in percentuale; *VPN%*, valore predittivo negativo in percentuale.

Tabella 16.3. Accuratezza diagnostica dei test provocativi di ischemia cardiaca (da Rubinshtein e coll, 2007)

	Sensibilità	Specificità
Test ergometrico	68-90%	50-77%
Eco-stress	90%	90%
Scintigrafia-stress	87%	64%

In particolare l'elevato valore predittivo negativo (>95%) consente di escludere con adeguata sicurezza l'origine coronarica del dolore toracico. Oltretutto, estendendo l'analisi alla visualizzazione dell'aorta e del circolo polmonare, si possono diagnosticare o escludere, come già accennato, le altre due patologie potenzialmente letali, che sono la dissezione aortica e l'embolia polmonare.

In uno studio prospettico Hoffmann e coll (2006) hanno valutato 103 pazienti consecutivi, presentatisi al dipartimento di emergenza per dolore toracico acuto. Tali pazienti presentavano un ECG negativo ed enzimi inizialmente normali. È stata effettuata a tutti una TC coronarica a 64 strati: la presenza di placche coronariche è stata esclusa in 41 casi (40%); tali pazienti sono successivamente risultati esenti da una sindrome coronarica acuta (dosaggio seriato degli enzimi, etc.) con un valore predittivo negativo (VPN) pari al 100%. In 62 pazienti sono state individuate placche coronariche aterosclerotiche: tra questi, a 14 veniva diagnosticata una sindrome coronarica acuta (SCA), con un valore predittivo positivo (VPP) del 23% (sottolineiamo una SCA e non la sola presenza di placche). Il numero medio di placche coronariche era significativamente maggiore nei 14 pazienti con sindrome coronarica acuta rispetto ai 48 pazienti senza SCA (9,1±4,5 vs 4,5±3,2, p<0,001).

In un altro studio prospettico, Rubinshtein e coll (2007) hanno sottoposto 58 pazienti con dolore toracico acuto con ECG ed enzimi negativi a TC coronarica a 64 strati: 15 pazienti sono risultati avere coronarie normali, 20 hanno presentato placche non ostruttive, 23 placche stenosanti in percentuale maggiore del 50% del lume del vaso. A seguito di ulteriori indagini, quali successivo rilievo di enzimi cardiaci aumentati, positività ai test di ischemia non invasivi o positività alla coronarografia, si diagnosticava una SCA in 20 dei 23 pazienti risultati positivi alla TC per stenosi maggiore del 50%. In conclusione tale metodica, in questo studio, ha dimostrato elevata sensibilità (100%), specificità (92%), VPP (87%) e VPN (100%).

Fermo restando il concetto del ruolo principale della "valutazione clinica" nella diagnosi cardiovascolare, abbiamo visto come la TC coronarica multistrato consenta un rapido ed efficace inquadramento diagnostico e, di conseguenza, un celere indirizzo terapeutico del paziente con dolore toracico acuto. Consente oltretutto di evitare inutili ricoveri, con un beneficio per il paziente, cui si evitano inutili disagi, producendo inoltre un risparmio di risorse sanitarie.

In uno studio randomizzato, condotto da Goldstein e coll (2007), la TC coronarica è risultata favorevole, rispetto alla tradizionale gestione del dolore toracico acuto, per quanto riguarda i tempi ed i costi della diagnosi (Tabella 16.4).

Tabella 16.4. TC multistrato vs iter diagnostico standard (da Goldstein e coll, 2007)

	TC 64 strati	Diagnostica standard	*p*
Tempo diagnostico (ore)	3,4	15	<0,001
Costo (dollari)	1586	1872	<0,001
Rivalutazione a 6 mesi (%)	2	7	0,10

Facendo riferimento alla probabilità di sviluppare una malattia coronarica, in relazione alla presenza o assenza dei maggiori fattori di rischio, i pazienti possono essere suddivisi in classi di basso, intermedio ed elevato rischio.

Uno dei metodi per individuare il rischio di eventi coronarici per singolo individuo è stato pubblicato nel 1999 dall'*American Heart Association*. È basato sul calcolo di un punteggio per il singolo individuo, ottenuto dalla presenza o assenza di fattori di rischio coronarico (Tabella 16.5); tale punteggio viene poi riportato nelle relative tabelle in relazione all'età (Tabelle 16.6, 16.7) per individuare la singola posizione, che corrisponde alla probabilità di andare in contro ad un evento coronarico nei successivi 10 anni. Vengono considerati eventi maggiori (*Hard Coronary Heart Disease*, HCHD) l'infarto del miocardio e la morte cardiaca. Si tratta chiaramente di pazienti che non hanno mai presentato un evento ischemico cardiaco. Questi ultimi pazienti sono già, per definizione, ad elevato rischio.

Tabella 16.5. Calcolo del punteggio del rischio globale (da Scott e coll, 1999)

	Punteggio di rischio	
Fattore di rischio	**Uomini**	**Donne**
Età		
<34	–1	–9
35-39	0	–4
40-44	1	0
45-49	2	3
50-54	3	6
55-59	4	7
60-64	5	8
65-69	6	8
70-74	7	8
Colesterolo totale, mg/dL		
<160	–3	–2
169-199	0	0
200-239	1	1
≥280	3	3
Colesterolo HDL		
<35	2	5
35-44	1	2
45-49	0	1
50-59	0	0
≥60	–2	–3
Pressione arteriosa sistolica		
<120	0	–3
120-129	0	0
130-139	1	1
140-159	2	2
≥160	3	3
Diabete		
No	0	0
Sì	2	4
Fumatore		
<No	0	0
Sì	2	2

Tabella 16.6. Calcolo della probabilità di presentare un evento coronarico entro 10 anni per soggetti di sesso maschile, in relazione al punteggio di rischio individuale ed all'età (da *American Heart Association*, 1999)

Età	**30-34**	**35-39**	**40-44**	**45-49**	**50-54**	**55-59**	**60-64**	**65-69**	**70-74**		
Livello a basso[a]	**(2%)**	**(3%)**	**(3%)**	**(4%)**	**(5%)**	**(7%)**	**(8%)**	**(10%)**	**(13%)**	**Rischio assoluto**	**Rischio assoluto**
Punteggio[b]										**CHD**[c] **totale**	**CHD**[d] ***hard***[e]
0	1.0[1]									2%	2%
1	1.5[2]	1.0[1]	1.0[1]							3%	2%
2	2.0[3]	1.3[1]	1.3[1]	1.0[1]						4%	3%
3	2.5[3]	1.7[2]	1.7[1]	1.3[1]	1.0[1]					5%	4%
4	3.5[3]	2.3[3]	2.3[2]	1.8[1]	1.4[1]	1.0[1]				7%	5%
5	4.0[4]	2.6[3]	2.6[3]	2.0[1]	1.6[1]	1.1[1]	1.0[1]			8%	6%
6	5.0[4]	3.3[3]	3.3[3]	2.5[2]	2.0[1]	1.4[1]	1.3[1]	1.0[1]		10%	7%
7	6.5[4]	4.3[4]	4.3[4]	3.3[3]	2.6[2]	1.9[1]	1.6[1]	1.3[1]	1.0[1]	13%	9%
8	8.0[4]	5.3[4]	5.3[4]	4.0[4]	3.2[3]	2.3[2]	2.0[1]	1.6[1]	1.2[1]	16%	13%
9	10.0[4]	6.7[4]	6.7[4]	5.0[4]	4.0[4]	2.9[3]	2.5[2]	2.0[1]	1.5[1]	20%	16%
10	12.5[4]	8.3[4]	8.3[4]	6.3[4]	5.0[4]	3.6[4]	3.1[3]	2.5[2]	1.9[1]	25%	20%
11	15.5[4]	10.3[4]	10.3[4]	7.8[4]	6.1[4]	4.4[4]	3.9[4]	3.1[3]	2.5[2]	31%	25%
12	18.5[4]	12.3[4]	12.3[4]	9.3[4]	7.4[4]	5.2[4]	4.6[4]	3.7[4]	2.8[3]	37%	30%
13	22.5[4]	15.0[4]	15.0[4]	11.3[4]	9.0[4]	6.4[4]	5.6[4]	4.5[4]	3.5[4]	45%	35%
>14	26.5[4]	>17.7[4]	>17.7[4]	>13.3[4]	>10.6[4]	>7.6[4]	>6.6[4]	>5.3[4]	>4.1[4]	>53%	>45%

[1] Sotto il rischio medio. [2] Rischio medio. [3] Moderatamente sopra il rischio medio. [4] Rischio elevato.
[a] Livello di rischio assoluto basso = rischio di presentare eventi coronarici entro 10 anni in soggetti della stessa età, pressione arteriosa <120/80 mmHg, colesterolo totale 160-199 mg/dL, HDL-C ≥45 mg/dL, non fumatori né diabetici. Le percentuali mostrano il rischio assoluto di presentare eventi coronarici a 10 anni.
[b] Punteggio ricavato dalla Tabella 16.5.
[c] Rischio assoluto di presentare eventi coronarici a 10 anni, ricavato con i punteggi della Tabella 16.5.
[d] Rischio assoluto di presentare eventi coronarici maggiori a 10 anni, ricavato con i punteggi della Tabella 16.5.
[e] Vengono considerati eventi maggiori – *Hard Coronary Heart Disease* (HCHD) l'infarto del miocardio e la morte cardiaca.

Ritornando alla gestione del paziente con DTA si propone un algoritmo diagnostico, come indicato nella Figura 16.1, dove i pazienti con probabilità bassa e intermedia, che risultano negativi alla TC coronarica, potrebbero essere direttamente dimessi, sfruttando l'elevato valore predittivo negativo della metodica. Questa stessa tipologia di pazienti, con risultato positivo o dubbio, potrebbero essere invece indirizzati alla coronarografia, con conseguente scelta terapeutica (terapia medica, angioplastica coronarica, by-pass aorto-coronarico). I pazienti che risultassero avere un'elevata probabilità dell'origine coronarica del disturbo potrebbero essere dirottati direttamente alla coronarografia senza effettuare prima la TC coronarica.

Tabella 16.7. Calcolo della probabilità di presentare un evento coronarico entro 10 anni per soggetti di sesso femminile, in relazione al punteggio di rischio individuale ed all'età (da *American Heart Association*, 1999)

Età	**40-44**	**45-49**	**50-54**	**55-59**	**60-64**	**65-69**	**70-74**		
Livello a basso rischio[a]	(2%)	(3%)	(5%)	(7%)	(8%)	(8%)	(8%)	**Rischio assoluto**	**Rischio assoluto**
Punteggio[b]								**CHD**[c] **totale**	**CHD**[d] ***hard***[e]
0	1.0[1]							2%	1%
1	1.0[1]							2%	1%
2	1.5[1]	1.0[1]						3%	2%
3	1.5[1]	1.0[1]						3%	2%
4	2.0[1]	1.3[1]						4%	2%
5	2.0[1]	1.3[1]						4%	2%
6	2.5[2]	1.7[1]	1.0[1]					5%	2%
7	3.0[3]	2.0[2]	1.2[1]					6%	3%
8	3.5[3]	2.3[3]	1.4[1]	1.0[1]				7%	3%
9	4.0[4]	2.7[3]	1.6[2]	1.1[1]	1.0[1]	1.0[1]	1.0[1]	8%	3%
10	5.0[4]	3.3[3]	2.0[3]	1.4[2]	1.3[1]	1.3[1]	1.3[1]	10%	4%
11	5.5[4]	3.7[4]	2.2[3]	1.6[3]	1.4[2]	1.4[1]	1.4[1]	11%	7%
12	6.5[4]	4.3[4]	2.6[3]	1.9[3]	1.6[3]	1.6[2]	1.6[1]	13%	8%
13	7.5[4]	5.0[4]	3.0[4]	2.1[3]	1.9[3]	1.9[3]	1.9[2]	15%	11%
14	9.0[4]	6.0[4]	3.6[4]	2.6[3]	2.3[3]	2.3[3]	2.3[3]	18%	13%
15	10.0[4]	6.7[4]	4.0[4]	2.9[3]	2.5[3]	2.5[3]	2.5[3]	20%	15%
16	12.0[4]	8.0[4]	4.8[4]	3.4[4]	3.0[3]	3.0[3]	3.0[3]	24%	18%
≥17	>13.5[4]	>9.0[4]	>5.4[4]	>3.9[4]	>5.4[4]	>5.4[4]	>5.4[4]	>27	>20%

[1] Sotto il rischio medio. [2] Rischio medio. [3] Moderatamente sopra il rischio medio. [4] Rischio elevato.
[a] Livello di rischio assoluto basso = rischio di presentare eventi coronarici entro 10 anni in soggetti della stessa età, pressione arteriosa <120/80 mmHg, colesterolo totale 160-199 mg/dL, HDL-C ≥55 mg/dL, non fumatori né diabetici. Le percentuali mostrano il rischio assoluto di presentare eventi coronarici a 10 anni.
[b] Punteggio ricavato dalla Tabella 16.5.
[c] Rischio assoluto di presentare eventi coronarici a 10 anni, ricavato con i punteggi della Tabella 16.5.
[d] Rischio assoluto di presentare eventi coronarici maggiori a 10 anni, ricavato con i punteggi della Tabella 16.5.
[e] Vengono considerati eventi maggiori – *Hard Coronary Heart Disease* (HCHD) l'infarto del miocardio e la morte cardiaca.

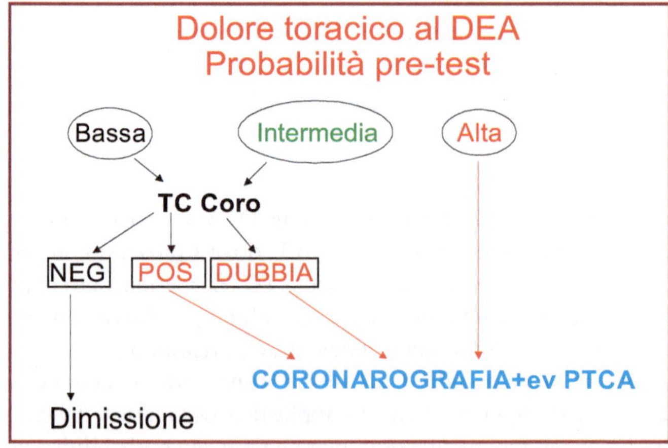

Fig. 16.1. *Flow chart* dell'iter diagnostico del paziente con DTA in relazione al profilo di rischio e probabilità di malattia coronarica

17

Indicazioni attuali alla TC delle coronarie

Massimo Fioranelli

Nel 2006 sono state pubblicate, sotto l'egida dell'*American College of Cardiology*, tabelle di appropriatezza delle indicazioni alla TC coronarica. A distanza di due anni l'evoluzione tecnologica ed i più recenti studi obbligano a ridiscutere ogni raccomandazione o conclusione precedentemente assunta. Pur non esistendo, in questo momento, indicazioni codificate alla TC delle coronarie, è tuttavia possibile delineare alcune applicazioni pratiche.

I campi di applicazione maggiormente suggeriti sono, ad oggi:

- la diagnosi di stenosi in pazienti a basso ed intermedio rischio per malattia coronarica;
- la valutazione della pervietà dei by-pass;
- le situazioni diagnostiche irrisolte dal cateterismo cardiaco.

Nella valutazione dell'utilità clinica della TC coronarica bisogna tenere conto di alcune valutazioni tecniche. Con gli scanner a 64 strati la risoluzione spaziale è di 0,4 mm, mentre la risoluzione temporale corrisponde a 165 millisecondi. La risoluzione spaziale di un'angiografia coronarica è di 0,2 mm, il doppio di quella della TC coronarica; la risoluzione temporale è di circa 8 millisecondi, corrispondente a circa 12-30 immagini al secondo. Tutto questo significa che, nonostante l'elaborazione di immagini con software dedicati, le immagini della TC coronarica non sono ancora così dettagliate come quelle dell'angiografia coronarica, e che una frequenza cardiaca regolare è ancora un pre-requisito fondamentale per ottenere immagini di qualità adeguata. L'analisi si può inoltre applicare solamente a segmenti coronarici di diametro superiore a 1,5-2 mm. La risoluzione spaziale della TC coronarica limita l'analisi quantitativa della severità di una stenosi coronarica pur essendo la sua sensibilità nel riconoscere una stenosi emodinamicamente significativa compresa tra l'83 ed il 99%. La percentuale di segmenti coronarici che non vengono visualizzati oscilla tra lo 0 ed il 12%. Un dato abbastanza costante in letteratura è l'alto potere predittivo negativo (95-100%).

P. Pavone, M. Fioranelli, *Malattia coronarica*. ISBN 978-88-470-0849-6; © Springer 2008

Diagnosi di una stenosi in pazienti a basso e intermedio rischio per malattia coronarica

Oltre alla possibilità di identificare una stenosi coronarica, la TC consente anche la visualizzazione di placche non stenosanti, sia calcifiche che non calcifiche. Può inoltre fornire informazioni circa il processo di rimodellamento vasale, che assume molta importanza per valutarne l'aspetto morfologico. Rispetto all'ecografia intravascolare (IVUS), la TC coronarica tende a sovrastimare il volume di una placca calcifica, mentre tende a sottostimare quello di una placca non calcifica. In un paziente con dolore toracico e basso rischio cardiovascolare se la TC coronarica è di buona qualità e non mostra stenosi significative, il medico può decidere, con relativa sicurezza, di non sottoporlo ad ulteriori esami invasivi.

Un'altra indicazione può essere delineata nella valutazione dei pazienti prima di interventi di chirurgia non coronarica: un test rapidamente eseguibile ed affidabile non ritarda ne compromette l'intervento chirurgico.

Nei pazienti affetti da sincope o da tachicardia ventricolare spesso è necessario escludere una coronaropatia. In quest'ottica la TC delle coronarie può avere una certa utilità clinica.

In caso di un'occlusione cronica completa può essere utilizzata per escludere la presenza di calcificazioni coronariche e, quindi, per predire il successo di un'angioplastica.

A volte, in presenza di patologie dell'aorta toracica, quali una dissezione o la sindrome di Marfan, è rischioso eseguire un'angiografia coronarica e quindi può essere utile ricorrere ad una metodica meno invasiva.

Valutazione della pervietà dei by-pass

I by-pass arteriosi e venosi sono più grandi e si muovono meno delle coronarie native, e sono quindi più facilmente analizzabili. Numerosi studi hanno dimostrato che la TC coronarica può identificare correttamente e con elevata accuratezza le occlusioni e le stenosi dei by-pass: la difficoltà sussiste nel visualizzare le arterie coronariche native a valle del by-pass, o i vasi coronarici non rivascolarizzati, poiché spesso sono di piccolo calibro e diffusamente calcifici. Inoltre le immagini dei by-pass dell'arteria mammaria interna possono presentare degli artefatti legati alla presenza di *clips* metalliche.

Nei pazienti rivascolarizzati chirurgicamente, sintomatici per angina e con test non invasivi inconcludenti, la TC coronarica è clinicamente utile. A volte l'angiografia coronarica non è in grado di visualizzare un by-pass ed in questi casi la TC rappresenta un utile esame integrativo.

Situazioni diagnostiche irrisolte dal cateterismo cardiaco

La TC coronarica a volte è utilizzata nelle situazioni in cui l'angiografia tradizionale non abbia dato risposte diagnostiche. È una tecnica molto utile per dirimere dubbi circa l'origine ed il decorso anomalo dei vasi coronarici.

La valutazione di cardiopatie congenite complesse, che includono anomalie della circolazione coronarica dei grossi vasi delle camere cardiache e valvole, è un altro ambito in cui questa metodica ha dato dei buoni risultati. Può essere utilizzata nella valutazione di specifiche cardiomiopatie (amiloidosi, sarcoidosi, cardiopatia ipertrofica, tossicità da farmaci), masse cardiache e pericardiache, dissezione aortica e valutazione delle vene polmonari prima di procedure ablative elettrofisiologiche.

Risulta inoltre molto importante identificare le condizioni cui la TC coronarica risulta inappropriata. È assolutamente sconsigliato eseguirla in corso di una sindrome coronarica acuta, o nei soggetti con un'alta probabilità di malattia coronarica e/o con modificazioni elettrocardiografiche ed enzimatiche. In questo caso è necessario ricorrere immediatamente all'angiografia coronarica e a un eventuale intervento di rivascolarizzazione miocardica. I pazienti con aritmie, frequenza cardiaca superiore a 70 bpm, allergia al mezzo di contrasto iodato, insufficienza renale, gravidanza, insufficienza respiratoria e scompenso cardiaco severo vengono in genere esclusi dall'indagine.

Sviluppi futuri

La TC coronarica presenta comunque dei campi di applicazione che si stanno rapidamente evolvendo e definendo, al pari dello sviluppo tecnologico che prevede l'utilizzo di apparecchiature sempre più sensibili e veloci. La valutazione del circolo coronarico tramite TC nei pazienti rivascolarizzati, sia chirurgicamente che con angioplastica percutanea (PTCA), rappresenta già oggi una realtà clinica. Con le apparecchiature più moderne è possibile visualizzare adeguatamente la pervietà degli stent coronarici. Questo apre una nuova possiblità nel controllo a distanza di questi pazienti in modo non invasivo. Ma la sfida maggiore sarà quella di identificare, in un prossimo futuro, la presenza di placche con caratteristiche di vulnerablità, che consentirà di identificare quei pazienti più a rischio di eventi coronarici, aprendo quindi la possiblità di valutare il possibile ruolo del trattamento farmacologico nella prevenzione della malattia coronarica.

18

Valore prognostico della TC coronarica

Massimo Fioranelli

È oggi un dato acquisito come la maggior parte delle sindromi coronariche acute siano il risultato di una complicazione di una placca che non ha causato alcuna riduzione di flusso prima dell'evento. La presenza di una stenosi, anche se significativa, non comporta necessariamente la comparsa di ischemia nel territorio irrorato. Anche il reperto di un'occlusione totale non significa che a valle il territorio risulti necrotico. Quindi la stenosi, di per sè, ha uno scarso valore diagnostico sia in termini di perfusione, sia per quanto riguarda la funzione contrattile. È quindi chiaro che l'aspetto anatomico sia spesso disgiunto da quello funzionale. Nei due terzi dei pazienti con sindrome coronarica acuta è presente una rottura di placca. La morfologia della placca che più frequentemente si complica è quella definita "placca vulnerabile". Questo tipo di placca presenta delle caratteristiche istopatologiche con delle corrispettive immagini ecografiche (IVUS) ormai ben definite. Le placche che più frequentemente vanno incontro a rottura, circa i tre quarti, hanno un'estensione maggiore del 50% del diametro del vaso, ed in circa la metà dei casi superano il 75%. Nei due terzi il *core* lipidico occupa più del 25% del volume della lesione e nell'80% dei casi si estendono per oltre il 50% dello spessore della parete vasale (*cross sectional area*). La maggior parte delle placche vulnerabili è dislocata nei tratti prossimali dei rami epicardici. In quest'ottica acquisire informazioni da una metodica non invasiva in grado di identificare le caratteristiche che rendono una placca vulnerabile è di estrema importanza clinica.

Negli anni '90 Agatston propose l'uso della TC a fascio di elettroni per la quantificazione del calcio coronarico. Molti studi hanno dimostrato che un elevato *score* di Agatston, cioè un elevato contenuto di calcio, era associato ad un'elevata incidenza di eventi coronarici. In individui senza apprezzabile quantità di calcio nell'albero coronarico, l'incidenza annuale di eventi avversi è di circa 2 casi ogni 1.000. Con un *calcium score coronarico* (CAC) superiore a 400, l'incidenza di eventi coronarici aumenta di dieci volte, circa 20-50 eventi l'anno per 1000. In un recente lavoro di prevenzione primaria (Budoff e coll, 2007) si è analizzato l'impatto sulla prognosi del CAC in 25.000 soggetti asintomatici, durante un periodo di follow-up medio di circa 7 anni.

P. Pavone, M. Fioranelli, *Malattia coronarica*. ISBN 978-88-470-0849-6; © Springer 2008

La ripartizione della popolazione nelle classi di *score* (0, 1-10, 11-100, 101-400, 401-1.000 e >1.000) è stata rispettivamente del 44, 14, 20, 13, 6 e 4%. Al termine del follow-up la mortalità totale è risultata del 2% (510 decessi). Il CAC è risultato essere un fattore predittivo di mortalità indipendente ed il rischio relativo di mortalità cardiovascolare è stato rispettivamente di 2,2, 4,5, 6,4, 9,2, 10,4 e 12,5 volte per *score* rispettivamente di 11, 100, 101, 299, 300-399, 400-699, 700-999 e >1.000, (p<0,0001), rispetto al valore 0. La sopravvivenza a 10 anni è stata del 99,4% per uno *score* di 0 e dell'87,8% per uno *score* >1,000 (p<0,0001).

La TC coronarica ha oggi, in un certo senso, superato la quantificazione del calcio coronarico, in quanto è in grado non solo di verificare e quantizzare il calcio parietale, ma anche e soprattutto di definire l'entità della stenosi coronarica, valutarne la composizione, monitorarne l'evoluzione e la sua eventuale regressione. Attualmente la TC coronarica possiede un'adeguata sensibilità (tra l'83 ed il 99%), un'elevata specificità (tra il 93 ed il 98%) ed un elevato potere predittivo negativo (95-100%) nell'identificare una stenosi coronarica. Tuttavia è da tenere in considerazione che dall'analisi della Letteratura, negli studi volti a quantificare la sensibilità diagnostica della TC coronarica, risultano esclusi pazienti con aritmie, insufficienza renale, cardiopatia ischemica conosciuta e pazienti instabili (tutte condizioni che possono avere alterato la popolazione dei pazienti analizzati).

In un recente studio le caratteristiche rilevate alla TC coronarica relative a placche responsabili di sindromi coronariche acute (ACS) sono state: la presenza di rimodellamento vasale, una ridotta densità della placca (<30 unità Hounsfield) ed il reperto di microcalcificazioni. La presenza contemporanea di questi tre elementi possedeva un potere predittivo positivo del 95%, mentre l'assenza di tutte e tre le caratteristiche presentava un potere predittivo negativo del 100%.

Allo stato attuale non esistono studi prospettici di popolazione sul valore predittivo della TC coronarica. Alcuni studi minori hanno valutato il valore prognostico nei pazienti con dolore toracico: una TC coronarica negativa per stenosi possedeva un valore prognostico notevole; ad un anno la possiblità di avere un evento coronarico è stata quasi nulla (potere predittivo negativo pari al 100%).

L'elevato potere predittivo negativo riscontrato in molti studi suggerisce che la TC coronarica sia una tecnica diagnostica adeguata per escludere la presenza di stenosi coronarica in un sottogruppo di pazienti con una bassa probabilità pre-test di malattia coronarica. Esistono tuttavia delle limitazione per la TC, nel senso che con l'attuale tecnologia (scanner a 64 strati) la risoluzione spaziale è di 0,4 mm. e quella temporale è di 165 millisecondi. Un'alta risoluzione spaziale e temporale è un pre-requisito indispensabile per la visualizzazione delle arterie coronariche. Pur risultando un esame più invasivo, la risoluzione spaziale di un'angiografia coronarica è di 0,2 mm, il doppio di quella della TC, e la risoluzione temporale di circa 8 millisecondi, circa 12-30 immagini per secondo. Tutto questo comporta che, ad oggi, la quantificazione della stenosi con la TC coronarica non possa essere così precisa come quella di un'angiografia; ma quello che abbiamo puntualizzato nei precedenti capitoli è che la composizione della placca, più che l'entità della stenosi, è l'informazione preminente dal punto di vista prognostico.

Attualmente il rischio cardiovascolare è definito dallo *score* Framingham: circa la metà della popolazione è considerata a basso rischio, cioè con una possibilità di eventi coronarici inferiore al 5% in 10 anni (<0,5%/anno). Il 40% della popolazione è a rischio intermedio, tra il 5 e il 20% a 10 anni (0,5-2%/anno). Il 10% della popolazione rientra infine in un alto rischio, superiore al 20% (>2%/anno).

Di fianco al concetto di "placca vulnerabile" si è andato sviluppando anche il concetto di "paziente vulnerabile". Si tratta di un soggetto ad alto rischio, con patologie plurime, affetto da vasculopatia coronarica, periferica e cerebrale, o con diabete mellito o insufficienza renale. Questi appartiene ad una popolazione in cui la TC coronarica può offrire dei potenziali vantaggi nell'identificare placche vulnerabili. La sfida che ci si propone è quella di identificare con adeguatezza tali placche con tecniche non invasive e adeguare la terapia in base alle informazioni ottenute, perseguendo un enorme beneficio clinico.

Letture consigliate

Achenbach S (2006) Top 10 indications for coronary CTA. Applied Radiology 35:22-31

Alderman EL, Stadius ML (1992) The angiographic definitions of the Bypass Angioplasty Revascularization Investigation (BARI). Coron Artery Dis 3:1189-1120

Associazione Nazionale Medici Cardiologi Ospedalieri (2000) Trattato di Cardiologia. Excerpta Medica, San Donato Milanese, Milano

Austen WG, Edwards JE, Frye RL et al (1975) A reporting system on patients for coronary artery disease: report of the ad hoc Committee for Grading of Coronary Artery Disease, Council on Cardiovascular Surgery, American Heart Association. Circulation 51 (Suppl 4):5-40

Braunwald E (1997) Heart disease: a textbook of cardiovascular medicines. 5th ed. W.B. Saunders Company, Philadelphia

Brenner DJ, Hall EJ (2007) Computed tomography. An increasing source of radiation exposure. N Engl J Med 357:2277-2284

Budoff MJ, Shaw LJ, Liu ST et al (2007) Long-term prognosis associated with coronary calcification: observations from a registry of 25,253 patients. J Am Coll Cardiol 49:1860-1870

Budoff MJ, Shinbane JS (2006) Cardiac CT imaging: diagnosis of cardiovascular disease. Springer Berlin Heidelberg New York

Cademartiri F, Casolo G, Midiri M (2007) La TC del cuore nella pratica clinica. Springer Milano

Cademartiri F, Mollet N, Lemos PA et al (2005) Usefulness of multislice computed tomographic coronary angiography to assess in-stent restenosis. Am J Cardiol 96:799-802

Chiurlia E, Menozzi M, Ratti C et al (2005) Follow-up of coronary artery bypass graft patency by multislice computed tomography. Am J Cardiol 95:1094-1097

Cohen MC, Hartnell GG, Finn JP (1994) Magnetic resonance angiography of congenital pulmonary vein anomalies. Am Heart J 127:954-955

Coronary Artery Disease, ACCSAP-6, American College of Cardiology, http://www.acc.org/education/products/suite_core.htm. Cited in March 2005

CathSAP II, American College of Cardiology, Society for Cardiac Angiography and Interventions. http://www.acc.org/education/products/suite_core.htm

Dewey M, Lembcke A, Enzweiler C et al (2004) Isotropic half-millimeter angiography of coronary artery bypass grafts with 16-slice computed tomography. Ann Thorac Surg 77:800-804

Eagle KA, Guyton RA (2004) ACC/AHA 2004 Guideline update for coronary artery by-pass graft surgery. J Am Coll Cardiol

Ehara S, Kobayashi Y, Yoshiyama M et al (2004) Spotty calcification typifies the culprit plaque in patients with acute myocardial infarction. An intravascular ultrasound study. Circulation 110:3424-3429

Engelmann MG, Knez A, von Smekal A et al (2000) Non-invasive coronary bypass graft imaging after multivessel revascularization. Int J Cardiol 76:65-74

Engelmann MG, von Smekal A, Knez A et al (1997) Accuracy of spiral computed tomography for identifying arterial and venous coronary graft patency. Am J Cardiol 80:569-574

Erhardt L, Herlitz J, Bossaert L et al (2002) Task force on the management of chest pain. Eur Heart J 23:1153-1176

Gilard M, Cornily JC, Pennec PY et al (2005) Assessment of coronary artery stents by 16-slice computed tomography. Heart 92:58-61

Gilard M, Cornily JC, Rioufol G et al (2005) Noninvasive assessment of left main coronary stent patency with 16-slice computed tomography. Am J Cardiol 95:110-112

Goldstein JA, Gallagher MJ, O'Neill WW et al (2007) A randomized controlled trial of multi-slice coronary computed tomography for evaluation of acute chest pain. J Am Coll Cardiol 49:863-871

Grundy SM, Pasternak R, Greenland P et al (1999) Assessment of cardiovascular risk by use of multiple-risk-factor assessment equations. Circulation 100:1481-1492

Hendel RC, Patel MR, Kramer CM et al (2006) ACCF/ACR/SCCT/SCMR/ASNC/NASCI/SCAI/SIR 2006 appropriateness criteria for cardiac computed tomography and cardiac magnetic resonance imaging. J Am Coll Cardiol 48:1475-97

Henschke CI, Yankelevitz DF, Libby DM et al (2006) Survival of patients with stage I lung cancer detected on CT screening. N Engl J Med 355:1763-1771

Hoffmann U, Millea R, Enzweiler C et al (2004) Acute myocardial infarction: contrast-enhanced multi-detector row CT in a porcine model. Radiology 231:697-701

Hoffmann U, Nagurney JT, Moselewski F et al (2006) Coronary multidetector computer tomography in the assessment of patients with acute chest pain. Circulation 114:2251-2260

Hong C, Chrysant GS, Woodard PK et al (2004) Coronary artery stent patency assessed with in-stent contrast enhancement measured at multi-detector row CT angiography: initial experience. Radiology 233:286-291

Kim RJ, Fieno DS, Parrish TB et al (1999) Relationship of MRI delayed contrast enhancement to irreversible injury, infarct age, and contractile function. Circulation 100:1992-2002

Kirklin JW, Brian G, Barratt-Boyes BG (1993) Cardiac Surgery. Churchill Livingstone

Koyama Y, Mochizuki T, Higaki J (2004) Computed tomography assessment of myocardial perfusion, viability, and function. J Magn Reson Imaging 19:800-815

Leber AW, Knez A, von Ziegler F et al (2005) Quantification of obstructive and nonobstructive coronary lesions by 64-slice computed tomography. A comparative study with quantitative coronary angiography and intravascular ultrasound. J Am Coll Cardiol 46:147-154

Lin WS, Prakash VS, Tai CT et al (2000) Pulmonary vein morphology in patients with paroxysmal atrial fibrillation initiated by ectopic beats originating from the pulmonary veins: implications for catheter ablation. Circulation 101:1274-1281

Maintz D, Juergens KU, Wichter T et al (2003) Imaging of coronary artery stents using multislice computed tomography: in vitro evaluation. Eur Radiol 13:830-835

Maintz D, Seifarth H, Flohr T et al (2003) Improved coronary artery stent visualization and in-stent stenosis detection using 16-slice computed-tomography and dedicated image reconstruction technique. Invest Radiol 38:790-795

Maseri A (2000) Ischemic heart disease. Churchill Livingstone and Saunders, New York

Min JK (2006) Coronary CTA versus cardiac catheterization: where do we stand today? Applied Radiology 35(12):32-40

Morgan-Hughes GJ, Roobottom CA, Marshall AJ (2002) Aortic valve imaging with computed tomography: a review. J Heart Valve Dis 11:604-611

Nieman K, Pattynama PM, Rensin BJ et al (2003) Evaluation of patients after coronary artery bypass surgery: CT angiographic assessment of grafts and coronary arteries. Radiology 229:749-756

Nikolaou K, Knez A, Sagmeister S et al (2004) Assessment of myocardial infarctions using multirow-detector computed tomography. J Comput Assist Tomogr 28:286-292

Nikolaou K, Poon M, Sirol M et al (2003) Complementary results of computed tomography and magnetic resonance imaging of the heart and coronary arteries: a review and future outlook. Cardiol Clin 21:639-655

Pache G, Saueressig U, Frydrychowicz A et al (2006) Initial experience with 64-slice cardiac CT: non-invasive visualization of coronary artery bypass grafts. Eur Heart J 27:976-880

Perez-Lugones A, Schvartzman PR, Schweikert R et al (2003) Three-dimensional reconstruction of pulmonary veins in patients with atrial fibrillation and controls: morphological characteristics of different veins. Pacing Clin Electrophysiol 26:8-15

Perisinakis K, Theocharopoulos N, Karkavitsas N, Damilakis J (2002) Patient effective radiation dose and associated risk from transmission scans using 153Gd line sources in cardiac spect studies. Health Phys 83:66-74

Pilleul F, Merchant N (2000) MRI of the pulmonary veins: comparison between 3D MR angiography and T1-weighted spin echo. J Comput Assist Tomogr 24:683-687

Redberg R (2006) Computed tomographic angiography. More than just a pretty picture? J Am Coll Cardiol 49:1827-1829

Ropers D, Ulzheimer S, Wenkel E et al (2001) Investigation of aortocoronary artery bypass grafts by multislice spiral computed tomography with electrocardiographic-gated image reconstruction. Am J Cardiol 8:792-795

Rubinshtein R, Halon DA, Gaspar T et al (2007) Usefulness of 64-slice cardiac computed tomography for diagnosing acute coronary syndromes and predicting clinical outcome in emergency department patients with chest pain of uncertain origin. Circulation 115:1762-1768

Schueller G, Schima W, Schueller-Weidekamm C et al (2006) Multidetector CT of pancreas: effects of contrast material flow rate and individualized scan delay on enhancement of pancreas and tumor contrast. Radiology 241:441-448

Schuijf JD, Bax JJ, Jukema JW et al (2004) Feasibility of assessment of coronary stent patency using 16-slice computed tomography. Am J Cardiol 94:427-430

Schwartzman D, Lacomis J, Wigginton W (2003) Characterization of left atrium and distal pulmonary vein morphology using multidimensional computed tomography. J Am Coll Cardiol 41:1349-1357

Seifarth H, Raupach R, Schaller S et al (2005) Assessment of coronary artery stents using 16-slice MDCT angiography: evaluation of a dedicated reconstruction kernel and a noise reduction filter. Eur Radiol 15:721-726

Solomon SB, Dickfeld T, Calkins H (2003) Real-time cardiac catheter navigation on three-dimensional CT images. J Interv Card Electrophysiol 8:27-36

Vanhoenacker PK, Heijenbrok-Kal MH, Van Heste R et al (2007) Diagnostic performance of multidetector CT angiography for assessment of coronary artery disease: meta-analysis. Radiology 244:419-428

Willerson JT, Cohn J (2000) Cardiovascular medicine. 2nd ed, Churchill Livingstone and Saunders, New York

Yoo KJ, Choi D, Choi BW et al (2003) The comparison of the graft patency after coronary artery bypass grafting using coronary angiography and multi-slice computed tomography. Eur J Cardiothorac Surg 24:86-91

Attualmente il rischio cardiovascolare è definito dallo score Framingham: circa la metà della popolazione è considerata a basso rischio, cioè con una probabilità di avere un evento inferiore al 5% in 10 anni (5%), a rischio il 30% della popolazione e a rischio intermedio (tra il 5% e il 20% a 10 anni) [illegible] il 10% della popolazione risulta infine in un alto rischio, superiore al 20% (≥20%).

Dal concetto di "placca vulnerabile" si è andato sviluppando il concetto di "paziente vulnerabile". Si tratta di un soggetto ad alto rischio con placche plurime, [illegible] con una componente sistemica [illegible], con diabete mellito o insufficienza renale. Questi pazienti [illegible] potrebbe offrire dei potenziali vantaggi nell'identificare placche vulnerabili. La sfida che ci si propone è quella di identificare [illegible] con tecniche non invasive, e [illegible] informazioni utili, per [illegible].